知的生きかた文庫

アンチエイジングは習慣が9割

米井嘉一

三笠書房

はじめに

アンチエイジングと聞くと、美容とか肌の若返りといった外見的なアンチエイジングを思い浮かべる方が多いと思います。私はもともと内科医でしたので、本書では、主に体の内部の「内面的なアンチエイジング」の話になりますが、アンチエイジングをひと言で表わせば、「身体の機能の老化を防ぐことであり、衰《おとろ》えた部分を若返らせること」です。

しかし、外見的なアンチエイジングと内面的アンチエイジングは切り離して考えられるものではなく、お互いに協調関係にあるものです。

たとえば肌を美しく、健康に保つための努力をすると、肝臓や腎臓、血管などの体の内部も、より健康的になるということがわかっています。

ある50代の女性は糖尿病を患《わずら》っていましたが、チョコレートやケーキが大好きで、それらをどうしてもやめられず、血糖管理は難しくなる一方でした。

そこでその女性に、「このままだと肌が老化して台無しになってしまいます。糖尿病は一度忘れましょう」といって、美容皮膚科で肌のアンチエイジングをやってもらいました。

次の診察のときに「とてもきれいになりましたね。食事と運動を工夫すると、もっとよくなりますよ」と伝えたところ、血糖管理がうまくいくようになったのです。

これは外見的なアンチエイジングの成功によって、内面的なアンチエイジングにも積極的に取り組むようになった好例です。

しかし、スキンケアや美容医療で肌に磨きをかけたとしても、食事や運動などに気を使わなければ、あっという間に肌の老化は進みます。せっかく若返った肌をできるだけ長く保つために「内面的アンチエイジング」が重要になってくるのです。

これからの時代は「実年齢」はあまり重要ではありません。その人の生活習慣によって、実年齢より若い年齢レベルの身体機能を保つことは可能だからです。

詳しくは本章で説明しますが、アンチエイジングの壁となる危険因子には、心身ストレスや酸化ストレス、糖化ストレスなどがあります。そしてこれらのストレスを放置すると、老化はどんどん進みます。

私たちの研究室では、これら危険因子の中でも老化にもっとも影響する「糖化ストレス」の研究に力を入れています。

日本をはじめ世界各国で糖化ストレスに悩む人が増え、現代はまさに「糖化ストレスと闘う時代」です。

近年、猛威をふるった新型コロナウイルス感染症における重症化の原因として、「糖尿病」「肥満」「お酒の飲みすぎ」が挙げられています。これらに共通するのが、強い糖化ストレスにさらされている状態であること、そして、「アルデヒドが過剰になりやすい」ということだったのです。

たとえば急激な血糖上昇は「血糖（値）スパイク」と呼ばれ、それをきっかけに連鎖反応的にさまざまなアルデヒドが生成されます。肥満者では体に蓄積した脂質が酸化されて、アルデヒドを生成します。お酒を飲めば、アルコールが代謝されてアセトアルデヒドが生成されます。このアルデヒドが血管の壁を傷つけたり、糖尿病合併症などを引き起こしたりするのです。

そこで私たちは現在、糖化ストレスを減らす「食事レシピ」づくりや企業との共同研究による「機能性食品」の開発も行なっています。アルデヒドに関しては対策法もこれから続々と登場することでしょう。

「アンチエイジングをいつから始めればよいか？」——こんな質問を受けることがあります。私の答えは、「早いほうがよい」です。最近は、妊娠した母親にも指導する機会がありました。母親だけでなく、お腹の赤ちゃんにもよい影響があります。では、遅いとダメなのかというと、そんなことはありません。

人生100年時代、アンチエイジングは特別なものではなく、これからは誰もが実践していくものです。老化のメカニズムと医学的に正しいアンチエイジングのしくみを知って実践すれば、あなたも必ず変化を感じられることでしょう。

本書がその一助となれば幸いです。

目次

1章

あなたの「老化度」が怖いくらいわかる！アンチエイジング・チェック

2章

「遺伝子の老化」は自分でコントロールできる

3章 体の「糖化」はなぜ怖い？ ——今一番知っておいてほしいこと

4章 老化を遅らせるには「食事」を変えればいい

5章

「腸」をととのえれば、肥満もストレスもすっきり解消！

6章 健康診断だけではわからない、危険なシグナル

7章

目覚めるごとに元気になる「最高の眠り方」

8章

一日5分からの超簡単!「若返りエクササイズ」

編集協力　畑中隆
本文イラストレーション　朝野ペコ
DTP作成　株式会社Sun Fuerza

プロローグ

健康で若々しい人と、どんどん老けていく人は何が違う？

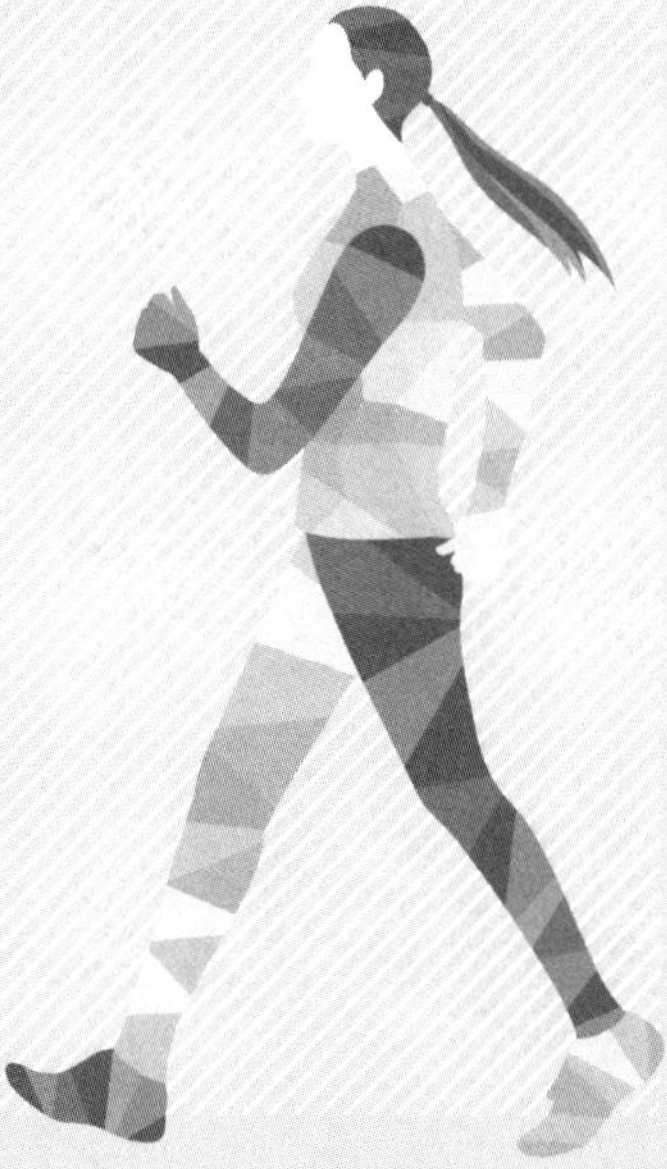

Anti-Aging 1

「歳だからしかたない?」——今までの常識はいったん捨ててください!

最初にとても大事なことを申し上げておきます。

それは、

- **老化は、一種の生活習慣病にすぎない。よって、治療も予防もできる**

という点です。

とはいえ、「老化しない方法がある」などと、怪《あや》しげなことはいいません。

老化は、「正常な老化」と「病的な部分が加わった老化(老化状態が増す形)」に分けられます。正常な老化とは、一年、一年と積み重ねられていく「体の加齢現象」です。一方、病的な部分が加わった老化とは、「食べすぎ、飲みすぎ、タバコ、運動不足」などによるメタボリックシンドロームや高血圧といった病的要因が加わって現わ

あなたの体のどこが「老化」しているのか？

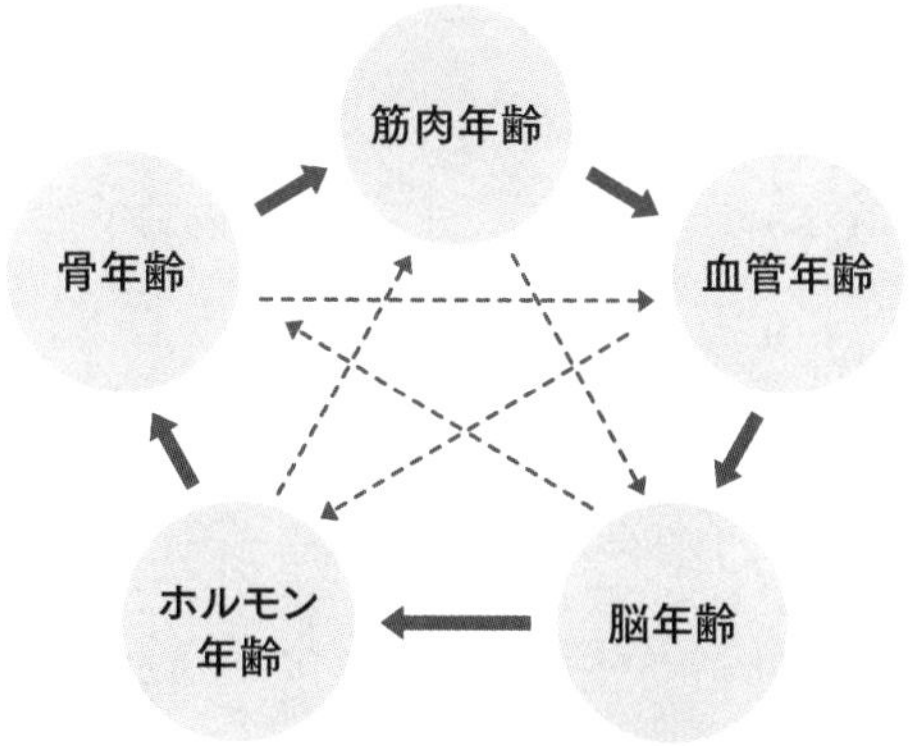

れるものです。そして、この病的な老化部分は治療も予防もできるのです。

ところで、老化のしかたは人によって違います。骨から老化する人もいれば、筋肉から老化する人、あるいは神経系（脳）から老化する人もいます。

遺伝の影響もありますが、**もっとも大きく影響するのは、生活習慣**です。

そして、大きく分けると、

①筋肉
②血管
③脳
④ホルモン系
⑤骨

この五つのうち**弱い部分から老化**していきます（図の矢印は互いに影響し合っているという意味です）。

ですから、まずは自分自身のどこが弱いのかを知ることが大切です。

1章のチェックシート（40ページ）で、あなたの実年齢とは別に、現在の「筋肉年齢」「血管年齢」など、五つの機能年齢（老化度）がわかるようにしています。

そして、あなた自身のアンチエイジング（若返り）のために一番効果的なアドバイスをしていきます。

老化の五つの「危険因子」とは

さて、あなたの老化が進みやすい部分が筋肉なのか、血管なのかとは別に、老化を早める「老化の危険因子」について説明しておきます。危険因子として主要なものは、以下の五つです。

①免疫ストレス

「あなたの老化」を促進させる「危険因子」は？

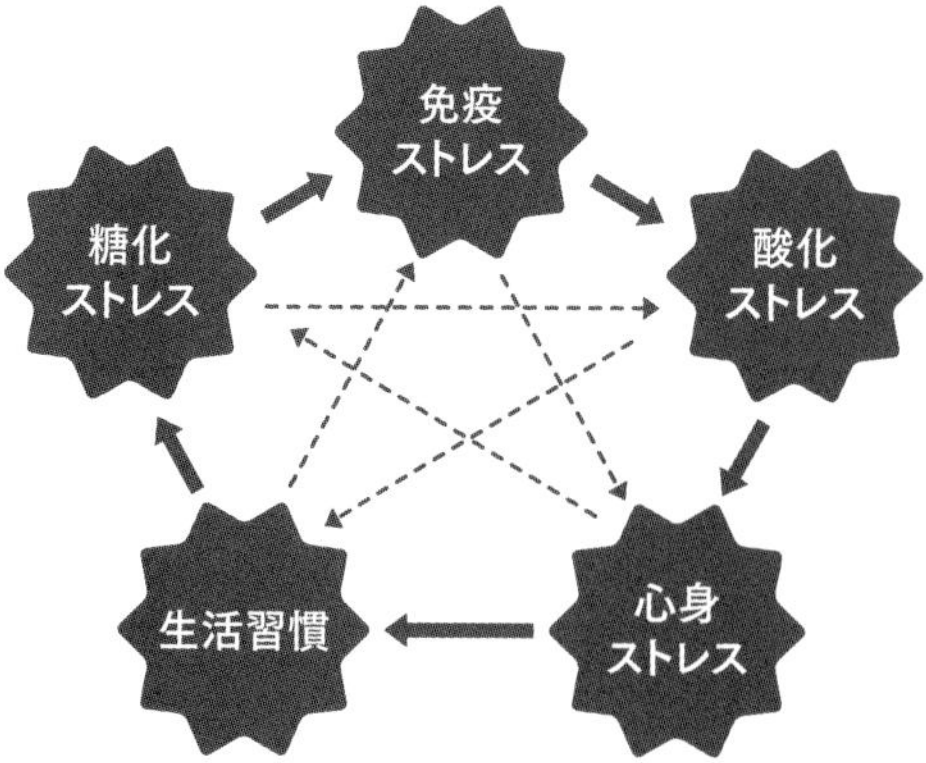

②酸化ストレス
③心身ストレス
④生活習慣
⑤糖化ストレス

たとえばこの中の一つ、酸化ストレスをひと言でいうと、**紫外線や有害物質などによって「体がサビる」こと**です。

あなたの老化の危険因子が酸化ストレスだとしたら、体をサビさせる原因が、紫外線なのか、タバコなのか、太りすぎなのか、食べすぎなのか……といったことを考え、治す努力をしていけば体のバランスもよくなるでしょう。

しかしそれを無視して今までどおり好き

勝手な生活をしていると、**老化は進む一方**です。

たとえばお酒を過度に飲み続ければ、お酒自体の害もありますが、偏《かたよ》った食生活や運動不足、不規則な睡眠などの悪い生活習慣の影響が体に及びます。すると、骨も弱くなり、脳神経などの老化も起こります。体のいろいろな部分の老化は一気に進んでいきます。

怖いのは、体がコゲる「糖化ストレス」

先ほど酸化ストレスを例に挙げましたが、それ以上に怖いのが、じつは「糖化ストレス」です。この糖化ストレスとはどのようなことなのでしょうか。

あえてひと言でいうと、

- **糖化とは、糖分の摂りすぎによって「体内がコゲる（焦げる）」こと**です。

砂糖、卵、小麦粉（薄力粉）、牛乳などを混ぜて焼くと、こんがりきつね色に焼けた、おいしそうなホットケーキができあがりますよね。「体がコゲる」とは、このように「糖分が体の中でこんがりと焼けた状態」のことをいうのです。「糖化＝コゲる」という表現は私がいい始めたものですが、糖化を具体的にイメージしやすいためか、多くの人が使ってくれるようになり、今ではすっかり定着しています。

では、この「糖化ストレス」の怖さとは何でしょうか。

たとえば、「酸化ストレス」については、生物は何億年も前から経験上知っていたことで、酸化に対するシステム（抗酸化システム）が発達しています。一例を挙げると、卵巣は酸化への対応力があるとされています。

一方、**「糖化ストレス」がいわれだしたのは、わずか50〜70年前のこと**にすぎません。なぜなら、人類がこれほど豊富に「糖分」を摂れるようになったのは、歴史の中ではごく最近のことだからです。

だから、糖化に対する防御機構（抗糖化）も、まだまだ解明できていませんし、酸化ストレスに強い卵巣も、糖化ストレスには弱いとされています。

「糖化」が進むと老化が進み、糖尿病、高血圧、がんなどの原因ともなるのです。なかでも、糖尿病は万病のもといわれています。

糖尿病は、運動不足や食べすぎ（糖分の摂りすぎ＝糖化）が原因とされ、それによって動脈硬化が進んだり、白内障になったり、腎機能も落ちたり……、といったやっかいな問題が次々に起きてきます。

ですから、アンチエイジングにおいては、**自分の老化度を知り（五つの機能年齢）、それがどのような原因で起きているのか（五つの危険因子）を知る**ことがとても大事です。そうした弱点を是正《ぜせい》できている人が若さを保っていて、是正できていない人はどんどん老化が進んでいくのです。

あなたはどちらの道を選びますか？

Anti-Aging 2

「体にいいこと」は、人によって違います

テレビや雑誌を見ていると、「私は○○で健康になった」「○○ダイエットで体重を10kg減量できた」「○○を飲んだら血圧が下がった」といった情報があふれていますが、そうしたテレビや雑誌の情報は、本当に役に立つのでしょうか？

結論からいえば、「役に立つこともあれば、役に立たないこともある」というのが答えです。

なんだかきつねにつままれたように感じるかもしれませんね。「その本のとおりにやって治ったのなら、『役に立った』といってよいのでは？」と思うかもしれませんが、そうではありません。

その方法で治ったのは、たまたま見聞きした情報に自分の状況が運よく当てはまったという、単にそれだけのことです。

たとえば、筋肉の少ない人が筋トレで健康状態が改善された例はあると思います。しかし、筋トレがすべての人によい効果をもたらすとはかぎりません。

たとえば、筋トレを推奨する雑誌の読者というのは、どのような人でしょうか。おそらく、すでに筋肉がいっぱいついた、「あなたにはもうそれ以上、筋肉は必要ない」という人が多いはずです。

筋肉がすでに十分ある人が、さらに筋トレを積むとどうなるかというと、筋肉が肥大して、マッチョ（スペイン語のmacho「オスの」が語源）になります。

では、マッチョ部分の血管はどうなっているのかというと、表現は悪いですが、まともな状態ではありません。残念ながら、動脈硬化が進んでいる可能性が高いといえます。

なぜ動脈硬化になるのかというと、マッチョになるための筋トレの場面では、怒責《どせき》といってものすごく踏ん張ります。トイレで踏ん張るのと同じです。

息を止めてウーッと50kg、100kgクラスの重いバーベルを持ち上げる怒責の段階で血圧が大きく上がり、それに負けないための血管ができてくるため、動脈硬化のリスクが生じます。そして、**動脈硬化が進むと血管抵抗が悪くなり、血圧が上がります。**

結果、心臓に大きな負担がかかるようになります。

大切なのは医学的エビデンス

つまり、一見、体によさそうなことであっても、自分に必要なことでなければ意味がありませんし、やりすぎて体のバランスが崩《くず》れると、体への負担が大きくなります。

若さを保つには、医師や医療従事者、あるいはそれ以外の第三者などの手を借りて自分に足りないものを見つけ（自分で発見してもいい）、何を改善すべきかを知り、それを実践することが重要です。

そのために必要になるのが**健康セルフチェック**です。自分の健康状態を正しく知ることができれば、情報に振り回されて間違った対応をするリスクを減らせます。

ストレスが強い人は、まず、ストレスの原因を探《さぐ》り、その対策をほどこすことがまず一番です。それをやらずにただ気分転換をしても状況は改善しないでしょう。

意外かもしれませんが、「自分の好きなこと」もストレス要因になります。

たとえば育児ノイローゼなどがそうです。育児ストレスを抱えやすいのは、たいていの場合、育児が好きで、好きで、大好きな人です。育児に一生懸命になるあまり、すべてを自分で抱え込もうとします。そして、あるとき急に夜中の授乳が耐えられなくなって、いきなり「もう、や〜めた」と全部放り投げてしまうことになります。

育児ストレスの場合には、休養や睡眠が一番必要なのかもしれません。

テレビや雑誌では「○○だけでやせられる！」「一日1分で血圧（あるいは体重）が○○も下がる」などとあおっていますが、一人ひとりの原因が違うので、すべての人に合うような健康処方箋は存在しないわけです。

だからこそ、この項の冒頭で、「役に立つこともあれば、役に立たないこともある」「役に立ったというのは、たまたまその方法に運よく当てはまったにすぎない」とお答えしたのです。

老化を防ぎ、治す三つのステップ

本書で、これから私が紹介していくことを述べておきましょう。

まず、一つ目。

❶老化の原因は人によって違うから、それを見つける

ということ。あなたの老化の原因を探り当てること。それが最初のステップです。

そして、二つ目。

❷エビデンスにもとづいて、自分の弱点を見つける

ということ。そのために、あなたに内在する危険因子を探ります。

ただし因子は一つだけとはかぎりません。ストレス対策、糖化・酸化対策、腸内細菌の対策などと、あれもこれもと出てくると、すべてに対応するのは難しいので、まず一つ、二つくらいに絞ります。

そこで三つ目となります。

❸自分の最大の弱点から治す

ということ。つまり、②で絞った因子から対策を講じます。これこそ、あなたの老化を防ぐ一番効率的な方法であるはずです。

Anti-Aging 3

あなたの「若さ」を奪う弱点を知ろう

アンチエイジングの目的は「健康長寿」

日本人の平均寿命は、女性が87・57歳、男性が81・47歳。「健康寿命」を考えると、女性は75・38歳、男性は72・68歳です。

健康寿命とは、認知症ではないし、がんもない、体に麻痺《まひ》もない。大きな病気もなく、自立した生活をしている状態でいることです。つまり「不健康な状態になるまでが健康寿命」といえます。

ですから、私は「健康寿命を長持ちさせることが大事だ」と思っています。健康寿命の延伸《えんしん》、つまり「健康長寿」になることこそ、アンチエイジングの目的なのです。

しかし、高血圧や高脂血症などで病院通いをしている人はたくさんいます。そういった人まで不健康な状態に含めてしまうと、健康寿命はぐっと下がってしまいます。

そこで、病院通いはしていても元気な人を含めて、健康寿命を「認知症やがんがなく、寝たきりでもない、自立した生活が送れている」という状態で見ると、女性は平均寿命との差が12歳くらい、男性は9歳くらいになるのです。

なお、「認知症」という言葉ですが、かつては「ボケ」と呼ばれ、その後は「痴呆《ちほう》症」に変わり、さらに「認知症」と呼ばれるようになりました。

最近は医療現場では「コグニ」と呼ばれる機会も増えてきましたが、本書では一般に多く使われている「認知症」の言葉を使用することにします。

「いい老化」をしている人の共通点

アメリカのジョージア州、ニューイングランド州では、5万〜6万人という大規模なスケールで、百歳超の人たち（百寿者）の観察・研究が行なわれています。日本でも慶應義塾大学の広瀬信義教授のグループが、3000〜5000人規模で行なっており、その研究成果もあります。

実際、糖尿病にかかる人は、70～80代では20％もいるのに、百寿者ではわずか6％と、圧倒的に少なくなっています。

これらのデータから**「百寿者の人たちは老化のバランスがいい」**ということがいえます。どこか極端に衰えているところがなく、大きな危険因子もなく、いってみれば、**「いい老化」をしている**のです。

この「バランス」が老化の分かれ道

逆に、老化のバランスが悪いと、どうなるでしょうか。

危険因子が一つ、あるいは二つもあると、それが体全体に影響し、老化を促進させ、命を縮めるのです。

たとえば動脈硬化があるとします。動脈は、酸素や栄養分を体の中のいろいろな組織、臓器に供給する働きをしています。ですから、動脈が硬化すると脳への酸素、栄養も滞《とどこお》ってしまい、脳神経細胞が減少する率も高くなります。

当然、認知症も進みやすくなるので、早めに動脈硬化を治さないといけません。

放っておけば、10年後にはさらに悪化しているかもしれないからです。

また、頭はしっかりしているけれど足腰が弱く、骨も弱いとどうでしょうか。

そうなると、ちょっとしたきっかけで転んでしまい、地面に手をついただけで骨が折れたりします。極端な例では、タクシーから降りようとして足の大腿骨《だいたいこつ》を折ってしまうケースもあります。

困るのは、いったん寝たきりになると、刺激が少ないために認知症に陥《おちい》りやすいことです。こうなると、せっかく骨折が治っても、今までどおりの生活ができません。

また、今まで丈夫だった心臓も肺も、運動できないことで弱ってしまうこともあります。やはり、体全体のバランスがいいのが、一番よい状態です。


そこで大切なのが、先にも書いた健康セルフチェックです。

自分の弱いところを知って、バランスをととのえる生活を送るようにすれば、平均寿命と健康寿命の差がだんだんゼロに近づくようになるでしょう。

目標は、「健康寿命を伸ばすこと」です。

1章

あなたの「老化度」が怖いくらいわかる！アンチエイジング・チェック

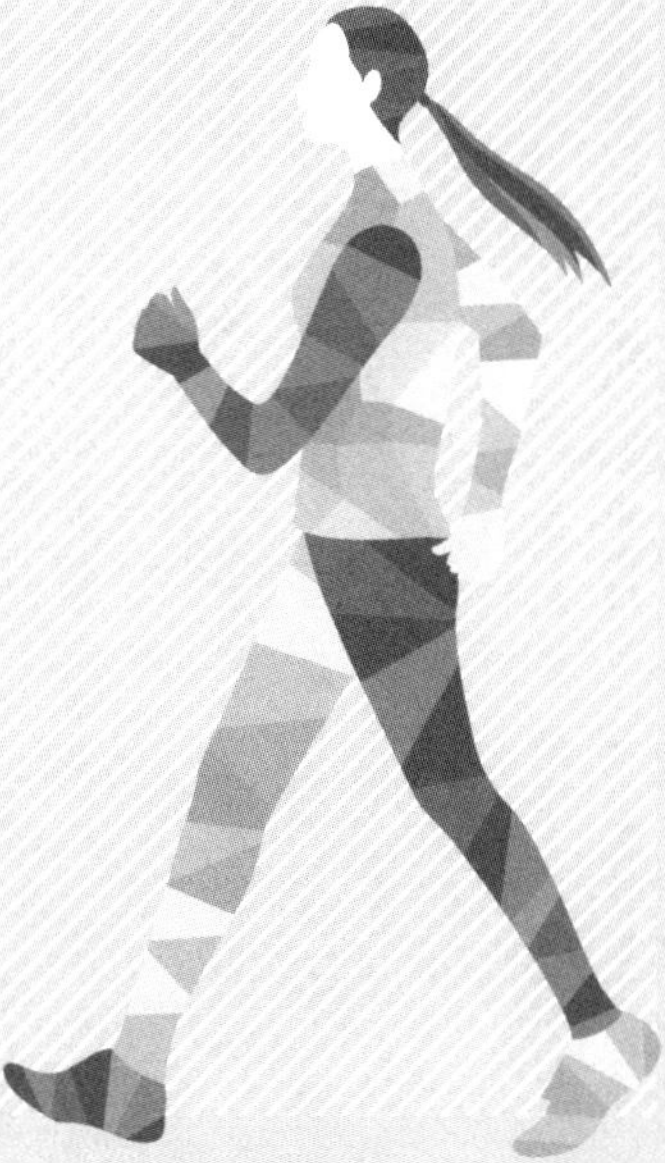

Anti-Aging 1

筋肉・血管・脳・ホルモン系・骨……自分の「弱点」を知る簡単な方法

多くの人は健康診断や人間ドックで健康状態を定期的に調べていると思いますが、「今の若さを維持したい」「もうこれ以上、老《ふ》けたくない」と願うのならば、それに必要な検査をし、今の自分の健康状態を知ることがスタートになります。

具体的には、**「筋肉」「血管」「脳」「ホルモン系」「骨」の五つの機能年齢**（21ページ参照）を算出し、さらに危険因子としての**「免疫ストレス」「酸化ストレス」「心身ストレス」「生活習慣」「糖化ストレス」の五つ**（22ページ参照）を測定します。そこで、あなたの「老化度」がつかめます。

人の健康状態は千差万別、十人十色。ですから、それを客観的に評価して、**自分にとってもっとも老化の進んでいる体の部位はどこか、あるいはもっとも影響している**

危険因子は何かを知ることが大切です。

では、老化を進行させる「自分の弱点」を見つけるにはどうすればよいでしょうか。それには「アンチエイジング・ドック」を受診すればよいのですが、時間とお金がかかりますし、導入している医療機関が限定されます。

次善策として、最近では問診票により自分の老化の弱点を見つける方法が提案されています。私も監修に携《たずさ》わっている「推定体内年齢指数判定システム」です。

これは簡単な質問に答えていくことで、その人の「皮膚・骨・筋肉・心臓・血管・脳・神経の老化度」、つまり、体内年齢指数をセルフチェックで推定できるシステムで、現在、複数の医療機関や介護施設に導入されています。

ただ、「身近に問診を受けられる病院がない」という人も多いでしょう。そんな人のために、第三の方法として、今回、本書の読者の皆さんのために「アンチエイジング・セルフチェック」を用意しました。

次項にある簡単な質問に答えていくことで、体の機能年齢と老化度の推定評価が受けられます。質問に答えて得点を計算し、自分の弱点を探しましょう。

あなたの機能年齢がわかるチェックシート

では、早速セルフチェックを始めていくことにしますが、その前に、注意点が一つあります。

このプログラムで示される機能年齢は、市販の体重計などで表示される結果より、厳しいものになると思います。大半の人が実年齢より上になるでしょう。実年齢より若くなる人は、おそらく15～20％くらいではないかと思いますが、それに該当した人は、〝健康偏差値〟70以上の非常に優秀な方です。

自分の弱点を見つけるチェックですから、プログラムの判定も厳しくつくってあります。その点を念頭に置いて、チャレンジしてみてください。

1　セルフチェック

あなたの実年齢と、5種類の機能年齢チェックの総合計スコアをもとに、「機能年齢バランスチャート」が表示されます。チャートからあなたの体の「弱点」を探してみましょう。

Step 0　実年齢

あなたの「実年齢」を書いてください。

＿＿＿＿＿＿歳＝実年齢データ **A**

Step 1　見かけ年齢のチェック

あなたの「見かけ年齢」を割り出します。

「見かけ年齢」は、あなたが実年齢よりどれくらい若く見えるか（老けて見えるか）を反映させたものです。下記の項目のうち、当てはまるものの□欄をチェックしてください。

- □ 若いとよくいわれる
- □ 体力測定で実年齢より若いといわれた
- □ 笑顔がすてきといわれる
- □ **週4日以上運動している**
- □ 若い頃の体重を維持している
- □ 行動力があるとよくいわれる
- □ 好奇心が旺盛である
- □ 趣味が多い

B, **C**

Step 2 筋肉年齢のチェック

あなたの「筋肉年齢」をチェックします。

		Yes （2点）	どちらでもない （1点）	No （0点）
1	立ち上がるとき、つい「よいしょ」と声が出る			
2	スーパーで買い物をすると荷物が重くて、持って帰るのが苦痛だと感じる			
3	3階へ行くのにも階段ではなくエレベーターやエスカレーターを使う			
4	階段を1段おきに降りるのは怖くてできない			
5	町を歩いていると若い人によく追い越される			
6	乗り物に乗ったらすぐ空席を探す			
7	歩いて 15 分以上の距離のところへはバスやタクシーを使う			
8	腹筋運動が男性で 20 回以下、女性で8回以下しかできない			
9	筋肉のコリや関節痛をよく感じる			
10	片足で立ったままで靴下をはけない			
11	立って上体を前に倒したとき、指先が床につかない			
12	背中へ両手を回して、手を結ぶことができない			
13	会議などで1時間以上同じ姿勢でいることが体力的につらい			
14	最近、つまずいて転びそうになることがあった			
15	最近、ビンのふたを開けられないことがあった			

合計 ＿＿＿＿＿＿ 点 D

Step 3 血管年齢のチェック

あなたの「血管年齢」をチェックします。

		Yes （2点）	どちらでもない （1点）	No （0点）
1	人の名前が思い出せないことがある			
2	カッとなりやすい			
3	いつも時間に追われているような気がする			
4	なんでも自分でやらないと気がすまないタイプだ			
5	責任感が強いほうだと思う			
6	無趣味なほうだと思う			
7	こってりした肉料理が好きだ			
8	スナック菓子やインスタント食品をよく食べる			
9	タバコを吸う			
10	**血圧が高い**			
11	血糖値が高い			
12	中性脂肪値やコレステロール値が高い			
13	階段を駆け上がると息切れすることがある			
14	胸が締めつけられるように感じることがある			
15	ときどき手足の先がしびれることがある			

合計 ＿＿＿＿＿＿ 点 **E**

Step 4　脳年齢のチェック

あなたの「脳年齢」をチェックします。

		Yes（2点）	どちらでもない（1点）	No（0点）
1	約束を忘れたことが何回かある			
2	初対面の人に会うのがおっくうになってきた			
3	身近なものをしまったまま忘れてしまうことが増えてきた			
4	本やテレビに感動することが少なくなってきた			
5	ちょっとしたことにイライラしたり、カッとしたりすることが多い			
6	最近タレントの名前やグループ名が覚えられなくなってきた			
7	趣味にすぐ飽きて熱中できなくなってきた			
8	失敗するといつまでもくよくよ考えるようになってきた			
9	同じことをくり返して何度もいうようになった			
10	理由なく不安だと感じることがある			
11	自分がダメな人間だと思うことがある			
12	仕事のスピードが遅くなってきた			
13	買い物をしたとき暗算ができなくなってきた			
14	熟睡したと感じることが少なくなってきた			
15	生きがいがなく、何かしようという意欲が低下してきた			

合計 ＿＿＿＿＿ 点 F

Step 5　ホルモン年齢のチェック

あなたの「ホルモン年齢」をチェックします。

		Yes（2点）	どちらでもない（1点）	No（0点）
1	**睡眠時間は1日3～5時間だ**			
2	夜中に2、3回目が覚める			
3	毎日いびきをかく			
4	**睡眠時無呼吸症候群がある**			
5	食事はよく噛まないで食べる			
6	ラーメン＆ライスをよく食べる			
7	運動は嫌いだ			
8	気分が落ち込むことが多い			
9	旅行は嫌いだ			
10	肉や魚は嫌いだ			
11	力仕事は苦手だ			
12	毎年体重が減るのが気になる			
13	肌あれや乾燥肌がある			
14	便が細めだ			
15	疲れやすい			

合計 ＿＿＿＿＿＿ 点 G

Step 6 骨年齢のチェック

あなたの「骨年齢」をチェックします。

		Yes（2点）	どちらでもない（1点）	No（0点）
1	体つきは小柄できゃしゃなほうだ			
2	（女性のみ＝男性は No にチェック）月経が不順でときどきとぶことがある			
3	急激なダイエットをしたことがある			
4	牛乳やチーズが苦手であまり食べない			
5	魚料理よりも肉料理のほうが好きだ			
6	タバコを吸う			
7	よくアルコールを飲む			
8	1日に2杯以上コーヒーを飲む			
9	運動はほとんどしない			
10	日中、外へ出る機会があまりない			
11	**糖尿病にかかっている**			
12	胃の切除手術をしたことがある			
13	**（女性のみ＝男性は No にチェック）卵巣の摘出手術をしたことがある**			
14	（女性のみ＝男性は No にチェック）閉経した			
15	骨粗しょう症になった家族がいる			

合計 ＿＿＿＿＿＿ 点 **H**

2 セルフチェックの採点

[Step 0]～[Step 6]までを以下の説明をもとに得点化することで、次のようなレーダーチャート図を作成し、あなたのもっとも「老化した場所（弱点）」をわかるようにします。

▨機能年齢バランスチャート（例）

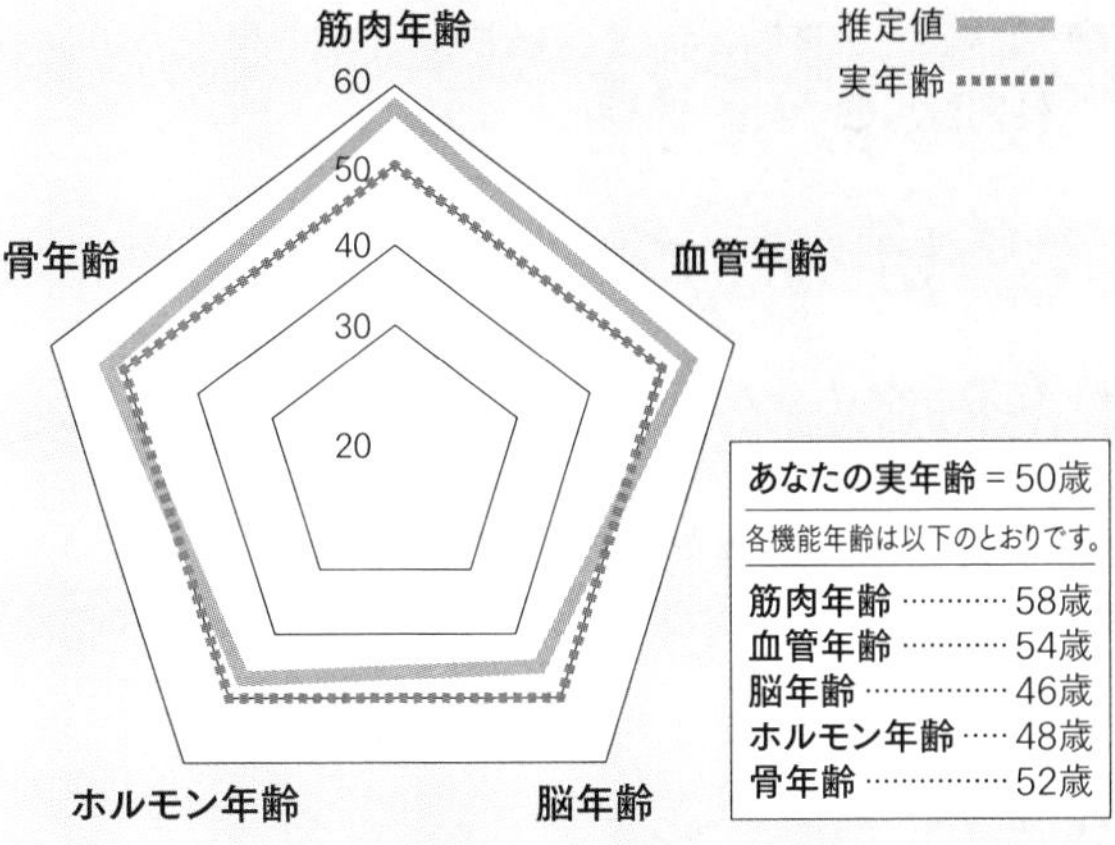

では、得点化の説明をしましょう。

Step 0 実年齢

記入された数値を「**実年齢データ A** 」とします。

Step 1 見かけ年齢のチェック

❶ 8項目の□のうち、チェックされた数をカウントします。

❷ チェックされた数が、0〜1個＝0歳、2〜3個＝2歳、4個以上＝5歳とカウントします。➡ B

❸ **実年齢データ A** から B を引く＝**見かけ年齢データ**➡ C

❹「週4日以上運動している」のところにチェックが入っていたら**特別計算❶**で加算・減算をします。

Step 2 筋肉年齢のチェック

❶ 15項目のうち、YES ＝2点、どちらでもない＝1点、NO ＝0点でカウントします。

❷ 点数の合計を**筋肉年齢データ D** とします。

Step 3 血管年齢のチェック

❶ 15項目のうち、YES ＝2点、どちらでもない＝1点、NO ＝0点でカウントします。

❷ 点数の合計を**血管年齢データ E** とします。

❸ 設問10（血圧が高い）の回答が YES であれば、**特別計算❷**で加算・減算をします。

Step 4　脳年齢のチェック

❶ 15項目のうち、YES ＝2点、どちらでもない＝1点、NO ＝0点でカウントします。

❷ 点数の合計を**脳年齢データ** F としします。

Step 5　ホルモン年齢のチェック

❶ 15項目のうち、YES ＝2点、どちらでもない＝1点、NO ＝0点でカウントします。

❷ 点数の合計を**ホルモン年齢データ** G とします。

❸ 設問1（睡眠時間）の回答が YES であれば、**特別計算❸**で加算・減算をします。

❹ 設問4（睡眠時無呼吸症候群）の回答が YES であれば、**特別計算❹**で加算・減算をします。

Step 6　骨年齢のチェック

❶ 15項目のうち、YES ＝2点、どちらでもない＝1点、NO ＝0点でカウントします。

❷ 点数の合計を**骨年齢データ** H とします。

❸ 設問 11（糖尿病）の回答が YES であれば、**特別計算❺**で加算・減算をします。

❹ 設問13（卵巣の摘出手術）の回答が YES であれば、**特別計算❻**で加算・減算をします。

3 「特別計算❶〜❻」の計算法

特別計算❶ （週4日以上運動している）が YES の場合

筋肉年齢 D －3歳（3歳若くする）

血管年齢 E －1歳（1歳若くする）

脳年齢 F －2歳（2歳若くする）

ホルモン年齢 G －1歳（1歳若くする）

骨年齢 H －2歳（2歳若くする）

特別計算❷ （血圧が高い）が YES の場合

脳年齢 F ＋1歳（1歳老けさせる）

特別計算❸ （睡眠時間）が YES の場合

血管年齢 E ＋2歳（2歳老けさせる）

脳年齢 F ＋1歳（1歳老けさせる）

特別計算❹ （睡眠時無呼吸症候群）が YES の場合

血管年齢 E ＋1歳（1歳老けさせる）

脳年齢 F ＋2歳（2歳老けさせる）

特別計算❺ （糖尿病）が YES の場合

血管年齢 E ＋3歳（3歳老けさせる）

脳年齢 F ＋1歳（1歳老けさせる）

特別計算❻ （卵巣の摘出手術）が YES の場合

ホルモン年齢 G ＋2歳（2歳老けさせる）

4 それぞれの機能年齢の出し方

いよいよ、「機能年齢」の計算に入ります。
前ページの「特別計算❶〜❻」のチェックを終えたら、各年齢（筋肉、血管、脳、ホルモン、骨）の補正をします。

筋肉年齢 ＿＿＿＿＿ 歳
＝見かけ年齢データC ＋ 筋肉年齢データD

血管年齢 ＿＿＿＿＿ 歳
＝見かけ年齢データC ＋ 血管年齢データE

脳年齢 ＿＿＿＿＿ 歳
＝見かけ年齢データC ＋ 脳年齢データ F

ホルモン年齢 ＿＿＿＿＿ 歳
＝見かけ年齢データC ＋ ホルモン年齢データG

骨年齢 ＿＿＿＿＿ 歳
＝見かけ年齢データC ＋ 骨年齢データH

あなたの「機能年齢」は？「弱点」は？

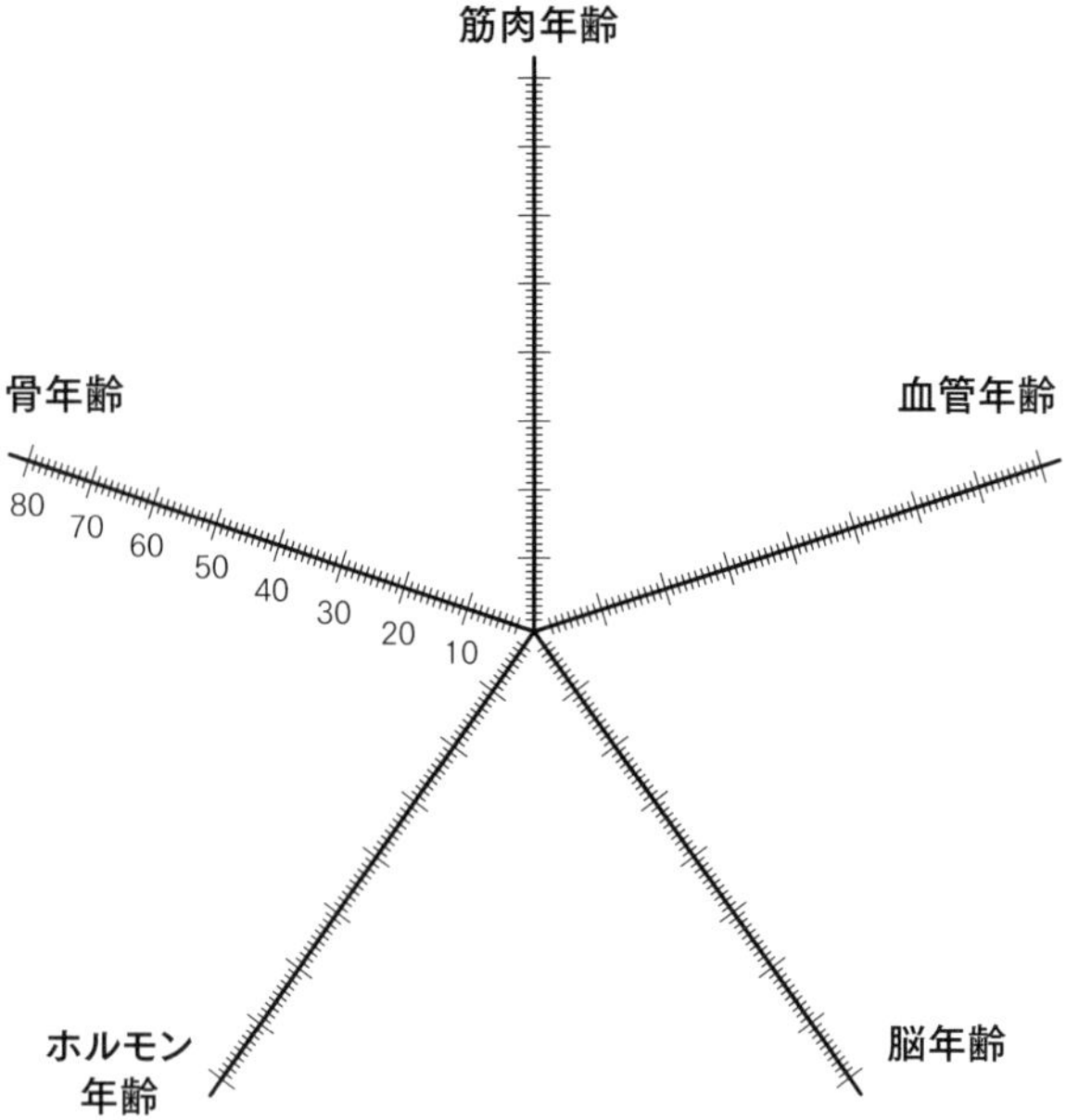

まず、実年齢を薄い線で描いてください。50歳であれば、「50」の数字のところをつなぎます。
次に、機能年齢を太い線で描いてください。内側ほど「若く」、外側になるほど「老けている」ことを示します。

Anti-Aging 2

《弱点別アドバイス》医師がすすめる本当に効果のあるやり方

それぞれの機能年齢について、アドバイスをしていきましょう。

「筋肉年齢」が一番の弱点とわかったら

人の体は「使わない部分」から衰えていきます。なかでも筋肉は、「一年に1％ずつ衰えていく」とされ、60歳以降はさらに急激に落ちるという報告もあります。

筋肉が減ると膝《ひざ》などの関節を痛めやすくなりますが、**筋肉は70歳になっても80歳になっても鍛えることができます。**

ストレッチ、ウォーキング、斜《なな》め懸垂《けんすい》など、手軽なエクササイズを利用して、無理のない範囲でトレーニングに励んでください（8章参照）。

人間の最大の筋肉は「大腿四頭筋《だいたいしとうきん》」と呼ばれる太ももの筋肉です。

一番効率がよいのは、この**「太ももの筋肉を鍛えるスクワット」**です。しゃがんだ状態から立ち上がるフルスクワット、椅子《いす》から立ち上がるだけのハーフスクワットがあります。ただし、スクワットもやりすぎて膝や足首を痛めてしまっては、元も子もありません。一日20回程度、無理のない範囲で実践してください。

筋肉をつくる材料はタンパク質なので、食事でタンパク質をしっかりと摂ってください。**一日の目標は75g以上**です（標準体重60kgの人の場合）。

「目標75g」という箇所を見て、「たった75gでいいのか。牛肉75gくらいでは食べ足りない」と思った人、いませんか？　牛肉の部位にもよりますが、牛肉100gあたりのタンパク質の量（割合）は10～20％にすぎません。

もし、牛バラ肉だけで75gのタンパク質を摂取しようとすると、およそ700gの肉を食べなければなりません。なかなか目標に届きそうにありませんね。

そこで、食べ物だけではタンパク質が不足する部分については、プロテインやアミノ酸のサプリメントなどをうまく活用するとよいでしょう。

牛肉100gあたりのタンパク質量

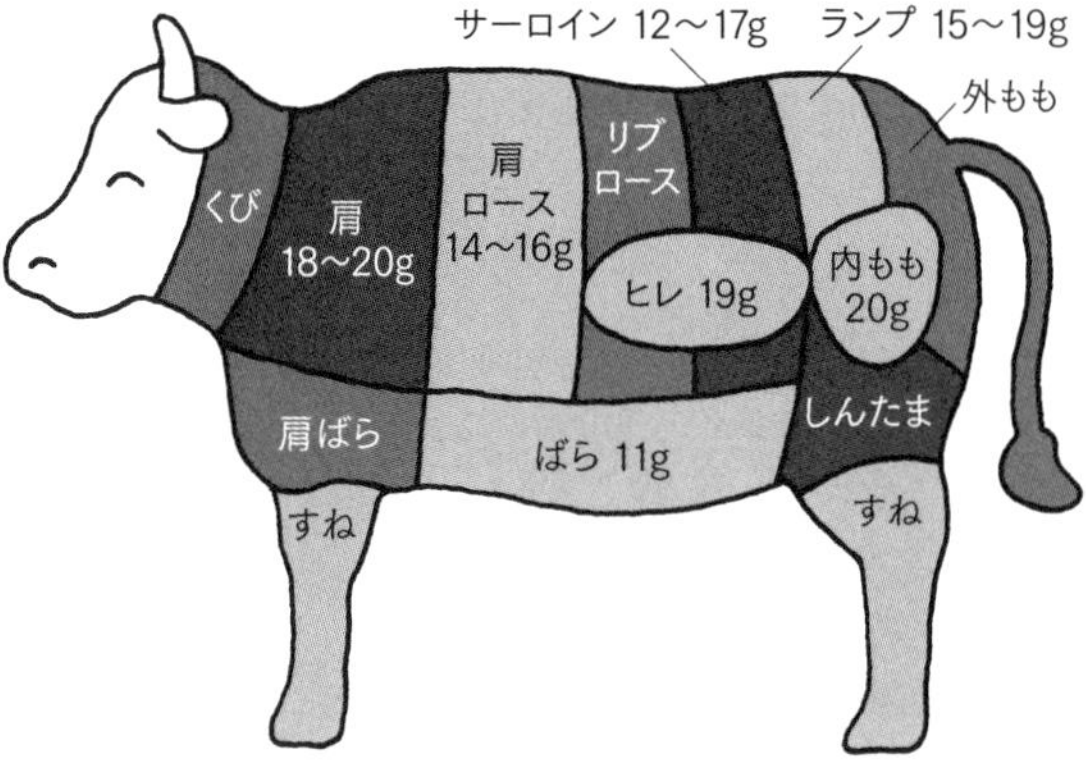

鶏肉100gあたりのタンパク質量

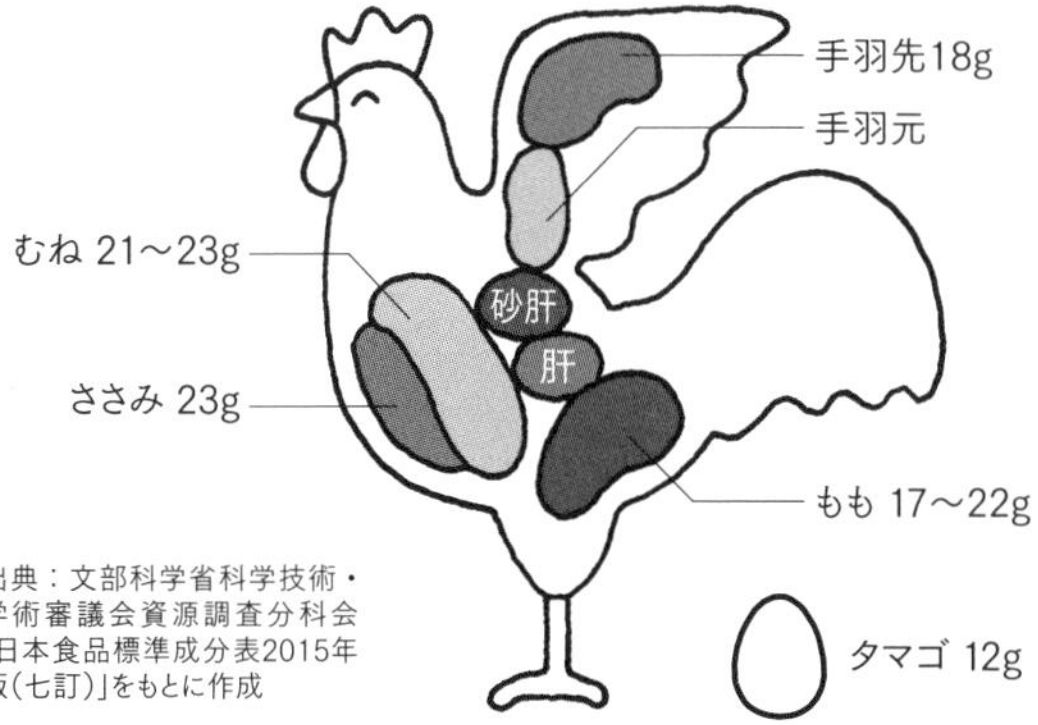

出典：文部科学省科学技術・学術審議会資源調査分科会「日本食品標準成分表2015年版(七訂)」をもとに作成

「血管年齢」が一番の弱点とわかったら

血管は活性酸素の影響で酸化され、動脈硬化を起こしやすくなります。アンチエイジングのために克服しなければいけないテーマの一つです。

高血圧、高脂血症、糖尿病などがある場合には、それだけ血管の老化が進みます。タバコやストレスも、血管年齢を衰えさせる危険因子です。

血管年齢が実年齢よりも高かった人は、食生活（4章）、睡眠（7章）、エクササイズ（8章）の改善をはかり、血管年齢を若返らせてください。

血管年齢の若返りと老化予防のコツは、動脈硬化の危険因子を一つずつ是正していくこと。まずは、**四大危険因子といわれる「糖尿病」「高血圧」「脂質異常症」「喫煙」はきっちり正す**ことです。

喫煙者が禁煙せず、抗酸化サプリメントで酸化をごまかそうとするのは、じつは危険です。というのは、喫煙しながらビタミンEを摂取するとかえって肺がんが増えるという報告もあるからです。ビタミンEがタバコの煙の成分と酸化反応を起こし、ビタミンEラジカルといった有害物質に変化するからといわれています。

また、ホモシステインという**悪玉アミノ酸が多い人はビタミンB_6、B_{12}、葉酸《ようさん》を摂取してください。**ピロリ菌保有者、萎縮性胃炎のある人、胃切除後の人、胃潰瘍《かいよう》や逆流性食道炎で胃酸分泌抑制剤を服用している人は要注意です。

心身にストレスが強くかかると、血圧や血糖が上がりぎみになります。毎晩残業が続くような人は仕事量を減らすなどして、睡眠をたっぷりとってください。仕事で無理がきくのは20代までです。30歳を過ぎたら、「今やらなくてもいいことは、明日に延ばす」「早く帰宅できるようスケジュールを組む」、そういった調整も必要です。

「脳年齢」が一番の弱点とわかったら

脳の神経細胞は生まれたときから増えることがなく、減少する一方です。また、神経細胞が破壊されると、記憶力の低下など、老化現象が進みます。

そこで、**ストレスを避け、常に脳に刺激を与えることで脳の老化を予防する**ようにしてください。それには、やはり良質の睡眠（7章）をとり、「成長ホルモン」を多く分泌させることがポイントです。

神経機能も使わないでいると、徐々になまっていきます。ですから神経機能を若く健康に保つためには、できるだけ神経機能を使うことが基本になります。

神経機能を使うのに効果的なのが、全身運動と細かい手作業の組み合わせです。

全身運動には、ウォーキングや水泳などがあります。最近ではコグニウォーク（しりとりゲームをしながら大股で歩く）やコグニサイズ（ステップを踏み、3の倍数にあたるステップのときだけ手を叩く）などが提唱されています。

もう一つ、細かい作業としては文字を書く、絵を描く、編み物をする、楽器を演奏する、麻雀やスマホゲームをする、などがあります。

全身運動と手作業はどちらか一方だけではなく、両者をバランスよく実践してください。

なお、こうした健康によい取り組みをするとき、人間は「報酬」があると効果がさらに上がることがわかっています（脳内報酬系といいます）。

たとえば、「週2回、1万歩散歩する」と決めて、それを三か月続けたら、そのときは自分の努力をきちんと認めます。そして、そんな自分に日帰り温泉ツアーといった健康的な報酬を設定するのは、とてもいいことです。

「ホルモン年齢」が一番の弱点とわかったら

ホルモンの分泌を減らす最大の要因は、運動不足、睡眠不足、食習慣、ストレスです。ホルモンのうち、**成長ホルモンは「若さを保つホルモン」**として知られています。成長ホルモンは睡眠中に分泌されますから、睡眠の質とともに、睡眠サイクルを最低でも4サイクルは確保するように心がけてください。

具体的には、ノンレム睡眠（90分）の1サイクルとレム睡眠（90分）の1サイクルを合計で4回、つまり約6時間の睡眠です。睡眠については7章で詳述します。

成長ホルモンの分泌を促《うなが》すコツは、質の高い睡眠をめざすこと、身体運動をすること、そして食習慣の改善です。

食習慣については4章で述べますが、炭水化物の過剰な摂取を控えること、タンパク質の不足の解消がホルモン年齢の改善につながります。

反対に、先にも書いたように睡眠不足、運動不足、炭水化物の過剰摂取、タンパク質不足があると、成長ホルモンの分泌が低下するので注意しましょう。

また、7章でも触れますが、**メラトニン**という睡眠に深い関係を持つホルモンも重要です。メラトニンの分泌を刺激するためには、**部屋を真っ暗にして眠る、朝起きたら光を浴びる**（太陽光でも照明でも可）、**夜6時以降はカフェイン摂取を控える**などの方法があります。

そのほか、老化を早めないようにする**DHEAという抗老化ホルモン**もあります。DHEAの分泌は加齢に伴って徐々に低下します。

原因は、酸化ストレスや糖化ストレスによってできた老廃物が副腎にあるDHEA産生細胞に蓄積していくからです。ふだんから酸化ストレス対策、糖化ストレス対策を心がけるようにしてください（3章で詳説します）。

ウォーキングなど有酸素運動・筋肉負荷も効果的です。運動不足の人は8章をしっかりと読んでください。

私たちが持っている解析データによると、運動量が多い人や筋肉量が多い人はDHEA分泌量が多いことがわかっています。筋肉量をできるだけ落とさないために運動習慣を身につけましょう。

「骨年齢」が一番の弱点とわかったら

骨がもろくなり、ちょっとしたことでも骨折しやすくなるのが骨粗《こっそ》しょう症です。

骨粗しょう症は男性よりも、更年期《こうねんき》以降の女性にとくに多く発症し、大腿骨の骨折、腰部《ようぶ》の圧迫骨折などを引き起こしやすくなります。

対策としては、**カルシウムを多く摂ること、ウォーキングなどの運動によって筋肉を落とさないこと**です。4章と8章を見て対策をとってください。

丈夫《じょうぶ》な骨をつくるには「材料を揃えること」が必要です。必要なミネラルとしては、カルシウム、マグネシウム、鉄、亜鉛、マンガンが挙げられます。日本食はカルシウム不足になりがちな弱点があるので、牛乳、チーズ、小魚などを食べることで、一日800mg以上を摂取しましょう。

亜鉛、マンガンは微量で十分です。アサリ、シジミ、カキなどの貝類を月に2〜3回食べれば亜鉛、マンガン対策としては大丈夫です。ビタミンとしては、ビタミンDから始まり、ビタミンA、B、C、E、Kは皆必要です。

基本は食事からの摂取が望ましいですが、自信がない場合はマルチビタミンのサプリメントを利用しましょう。ビタミンDは適度に日光を浴《あ》びて活性化させることも大切です。ビタミンKは納豆を食べていれば十分に摂取できます。

忘れてはならない栄養はタンパク質です。骨の体積の二分の一、重さの三分の一がコラーゲンというタンパク質からできています。中高年、壮年、高齢者はタンパク質の摂取量が不足しがちです。54ページでも述べたように、一日の目標は75g以上です（標準体重60kgの人の場合）。牛バラ肉で換算すると、700gが必要です。

「栄養成分だけならサプリメントがあれば大丈夫」と思うのは誤りです。

というのは、いくらサプリメントでミネラルを摂取しても、**体を動かして骨を刺激しなければ**ミネラル分が適正に骨に沈着してくれないからです。

ウォーキング、ジョギング、テニス、スキー、ゴルフなどで体を動かしてください。

水泳は骨端《こったん》刺激作用が弱いので、骨の健康維持の観点からすると、それ以外の運動がよいでしょう。

2章

「遺伝子の老化」は自分でコントロールできる

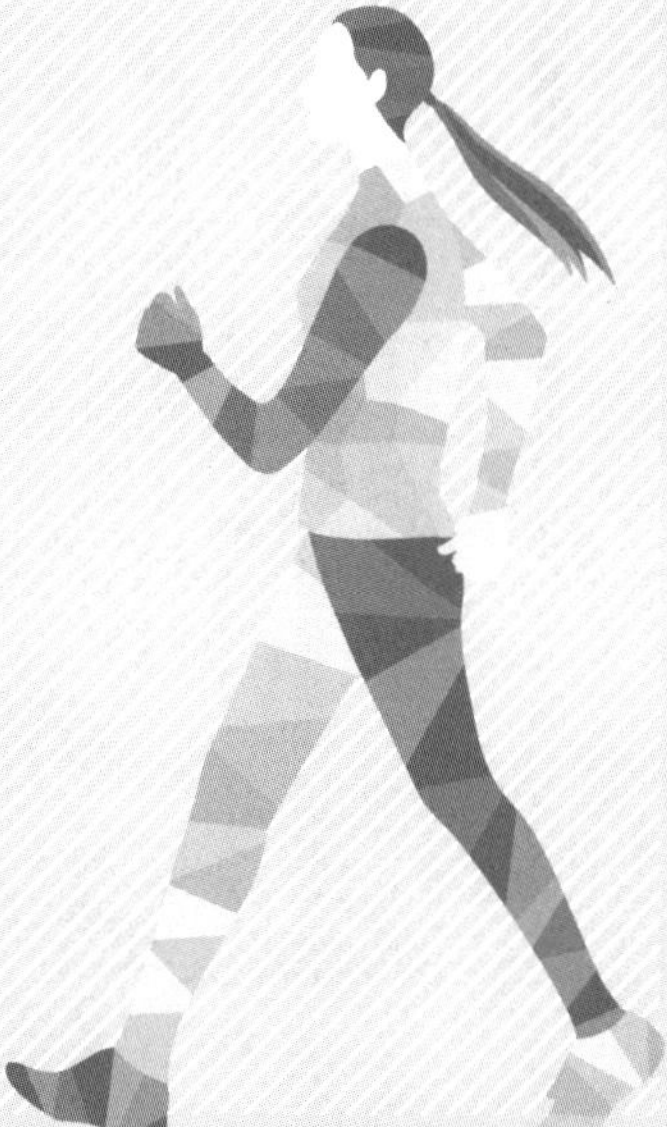

Anti-Aging 1

毎日の習慣が遺伝子に与える影響

遺伝子の働きが変わる「きっかけ」

「親が太っていると子どもも太る」などといわれたりすることがありますが、実際、親の遺伝子による影響はどのくらいだと思いますか?

じつは、たったの3割にすぎません。では、残りの7割は何でしょうか。それは「生活習慣」です。さらに、老化に関するメカニズムの解明が進み、克服する方法がどんどんわかってきた現代は、9割が習慣によって変わってくるといっても過言ではありません。

つまり、**アンチエイジングは生活習慣に依存するということ**、簡単にいうと、「その人の心がけしだい」なのです。

一つの細胞には、遺伝子が4万～5万個あります。しかし、それらの遺伝子がすべて働いているわけではありません。若いときに働く遺伝子もあれば、若い頃は休んでいて高齢になってから働きだす遺伝子もあります。

遺伝子の働きにも電気の配線基盤のように「オン／オフ」があって、若い人と高齢者とでは働き方のパターンが違うのです。遺伝子ごとに「若者パターン」と「老化パターン」があり、老化のスイッチが入ると「老化パターン」になってしまうのです。

ですから、アンチエイジングは「いかに遺伝子の若者パターンを保つか」ということが重要になります。

遺伝子が働いたり働かなかったりするのは、体をそのときの生活に合った状態にするため、と考えられています。

たとえば、オタマジャクシがカエルになるときには、しっぽが切れます。オタマジャクシのしっぽが切れるときには、コラゲナーゼというしっぽを切るための遺伝子が発現《はつげん》（スイッチがオン）します。つまり、コラゲナーゼを産生するコラーゲン合成酵素をつくる遺伝子が発現するのです。

コラーゲンは肌を若々しく保つタンパク質です。若いときには、このコラーゲン合成酵素をつくる遺伝子が発現して、コラーゲンはどんどんつくられますが、高齢になると、コラーゲンを壊《こわ》す酵素（コラーゲン分解酵素）の遺伝子のほうが発現しやすくなり、コラーゲンはどんどん壊れていきます。

肌は、「古い細胞が壊れ、新しい細胞ができる」というバランスで保たれています。古い細胞が垢《あか》となって排出される新陳代謝のサイクルは、若いうちはスムーズですが、加齢とともに乱れたりにぶくなったりします。

その結果、古くて質の悪い細胞が肌にとどまることになります。その細胞も、やがて垢となって排出されますが、歳を重ねると細胞のでき方が遅くなって、壊すほうが盛《さか》んになってくる現象が起きるため、肌の質は悪くなっていくのです。

痛みやかゆみを引き起こす遺伝子

高齢になると神経痛や関節痛が起こりやすくなります。それは、痛みを感じるシステムに関係する遺伝子が働きだすからです。

また、老化が進むと、局所で炎症を起こしやすくなります。これは、炎症に関係する遺伝子があって、それが高齢になると増えてくるからです。

炎症を起こせば、その炎症によって痛みを引き起こす物質が生まれ、それを神経がキャッチして「痛い」と感じます。それで始終、体のどこかが痛いと訴えます。

皮膚のかゆみも同様です。少しでも肌が乾燥してくると、「かゆみ」として感じやすくなります。

高齢になると、皮膚の水分量が減ってくるのですが、それとともにかゆみを感じるところが増えてきて、そのような場所で少しでも炎症が起こると、痛いとか、〝痛がゆい〟という症状が現われるのです。

年齢を重ねるほどストレスに弱くなる？

ストレスへの対応も若い人のほうが強く、年を重ねるごとにストレスに弱くなっていきます。ですから、高齢になるほど、強いストレスにさらされると危険です。

たとえば、社内で上司が部下に対して激しく叱咤《しっせき》するとします。叱《しか》られる部下が30

歳くらいなら、それほど大きな問題ではありません（もちろん、パワハラなどは別です）。

しかし、60歳ぐらいになると大きなダメージを受けます。若い頃であれば、すぐにケロッと立ち直れたのに、それができなくなるのです。

「ストレス耐性なんて医学的な問題ではなく、単にプライドが傷つけられたことが原因なのでは？」と思う人もいるかもしれませんが、そうではありません。遺伝子の影響もあるのです。


年齢を重ねるにつれ、少しずつストレスに対して弱くなっていくのは、ストレス応答に関係する遺伝子の発現が変わってくるのが一番大きな原因です。

それもたった一つの遺伝子が変わるだけではなく、たくさんの遺伝子が変わるので、へこみも強く出てくるのです。

Anti-Aging 2

「老化スイッチ」をオフにする身近な方法

「水を一杯飲む習慣」だけでも遺伝子は変化する

遺伝子の老化スイッチはたくさんありますが、そのパターンは若年者と高齢者では変わってきます。それを私は「春モード」「秋モード」と呼んでいます。

老化スイッチをオンにする（老化する）ということは「秋モードになる」ということです。年齢を重ねるにしたがって、遺伝子は春モードから秋モードへ移っていきますが、若くても自分の体や健康管理を疎《おろそ》かにしている人は、すでに老化スイッチがオンの状態です。

しかし、**老化スイッチがオンになったとしても、それを元に戻すことはできます。**

私たちの研究室では遺伝子についていろいろな実験を行なっています。

たとえば、**「水を一杯飲む」のを習慣にしたところ、二週間でいろいろな遺伝子の働きが変わる**ということがわかりました。これは驚きでした。

二週間、ある成分が入っているジュースを飲んだグループと、水だけを一杯飲むグループに分けて実験をしたのです（「A／Bテスト」といいます）。

アントシアニンという抗酸化物質の入ったジュースを二週間飲むと、さまざまな変化がありました。いろいろな部分の遺伝子が働いて、「血圧が下がる」「血管が開く」といったよい作用をします。

ところが一方、ふつうの水を飲んだ場合でも、二週間でいろいろな遺伝子の働きが変わったのです。「水を飲む」という、ごくごく小さな習慣でも、体にいい影響があることを知っておいてください。

アンチエイジング版「パイレーツの法則」

私はアンチエイジングについて説明するときに、よく**パイレーツの法則**の話をします。パイレーツとは海賊のことです。海賊がどこかの島を占領しようとするときには、敵の兵隊が10人いた場合、一番強そうな2人を先にやっつけると、残りは戦意を失い占領は成功するという話です。

このパイレーツの法則は、ビジネスの世界では「2：8の法則」、あるいは「パレートの法則」とも呼ばれ、よく知られているものです。

・2割の社員が8割の利益を稼ぐ
・2割のアリが8割の食料を調達する

という法則で、全体の「10」に対して、その中心となる「2」に目を向けようということです。

ところが私たちは通常、これと反対のことをしがちです。効果的な2割に目を向けず、自分のやりやすいところ、好きなことばかりをやってしまいます。

しかしアンチエイジングでも、パイレーツの法則のように本当に効果的な2割、つまり客観的に自己評価するか、誰か第三者に「あなたはここが弱点だから、そこに注目すべきだ」と指摘してもらったところに目を向けるべきなのです。

医師や第三者が見立てた、あるいは自己評価した「問診票」には、当人の一番の弱点、たいていの場合、一番嫌いなところが記されています。

運動が嫌いでふだんから運動習慣のない人には「筋トレをしましょう」という指摘がされたりしますが、筋トレ好きのマッチョな人には「もっと筋肉量を増やしてください」といったアドバイスはされないものです。

つまり、問診票でわかった**「自分があまりやりたくないこと」に最初に手をつけたほうが、アンチエイジング上、効果は大きい**のです。

たとえば成長ホルモンの分泌を促す方法にウォーキングがありますが、ふだんやっていない人や初心者の人が歩くと成長ホルモンが出やすいこともわかっています。

ですから、1章で確認した五つの機能年齢、五つの老化の危険因子を見て、自分の悪いところを中心に一つか二つ、重点的に改善すると効果が出やすいでしょう。

無理なく効果が期待できる「生活習慣の改善」

「歳を重ねていくと、遺伝子も春モードから秋モードに移っていく」という話を先ほどしました。

タンパク質をつくる遺伝子は、若いときにはオンになっていますが、高齢になるとオフになってしまいます。細胞分裂に関係する遺伝子も、若いときはどんどん分裂するように働きますが、高齢になってくるとオフになります。老廃物を掃除する遺伝子も同様です。

逆に、タンパク質を分解したりする遺伝子や炎症を起こしたりする遺伝子、ストレス反応を起こしたりする遺伝子などは高齢になって秋モードになると働きだします。

では、秋モードにならないように（老化スイッチを押さないように）するには、どうしたらいいのでしょうか。あるいは、秋モードになった体を春モードに戻すには、どうすればいいのでしょうか。

それには、**生活習慣の改善**がポイントになります。

生活習慣の改善には、適度な運動をすることがすすめられています。

あるメーカーと共同で、被験者に先に糖分を摂取してもらい、そのあとにウォーキングをすると、体にどのような変化があるかという実験をしたことがあります（糖分を摂取しているということは、食事をとったあとのような血糖値が上がっている状態にあるということです）。

結果は、血糖値も中性脂肪の値も下がっていました。つまり、食事で上がった血糖値や中性脂肪の値は、その後にウォーキングをすることによって下がることがわかったのです。

一方、食前にウォーキングすることで、食後の血糖値が上がりにくくなるという逆のデータも存在します。**食前に歩くか、食後に歩くか、どちらのほうが血糖値を下げる効果があるかというと、私は食後に歩くほうが効果は高いと思っています。**

食後に運動することのデメリットをいえば、消化に悪いことと、肝臓に血液がいきにくくなることです。しかし、食事をして血糖値が上がってくるのは、食後30分以降なので、食事をしたすぐあとではなく、最高血糖値になる「食事をしてから30分後にウォーキングをする」のがいいでしょう。

歩く時間は高血糖や中性脂肪の対策でも15分ほどで十分です。成長ホルモンも15分歩くことで上がってきます。とくに糖化ストレスの高い人、食後高血糖になるような人は食後に歩いたほうが効果が高いでしょう（いずれも3章で解説します）。

Column 1

サプリメントは「不足のリスク」で選ぼう

下図は「ドベネックの樽《たる》」と呼ばれるもので、「植物の成長」を樽の中の水に見立て、その「栄養素」を板に見立てています。板の高さがバラバラだと、一番低い板のところから水があふれます。つまり、栄養素の一番少ないもので成長が決まるということです。

私はこの図を、アンチエイジングにおける不足のリスク、すなわち「足りないものがあると問題が出る」ということを伝える際に使っています。

いろいろな種類があるサプリメントの中から自分に合ったものを探す際は、「不足のリスクをなくす」という観点から選択するべきでしょう。

……と、もっともらしいことをいっていますが、私は勤務先が京都、自宅は東京の

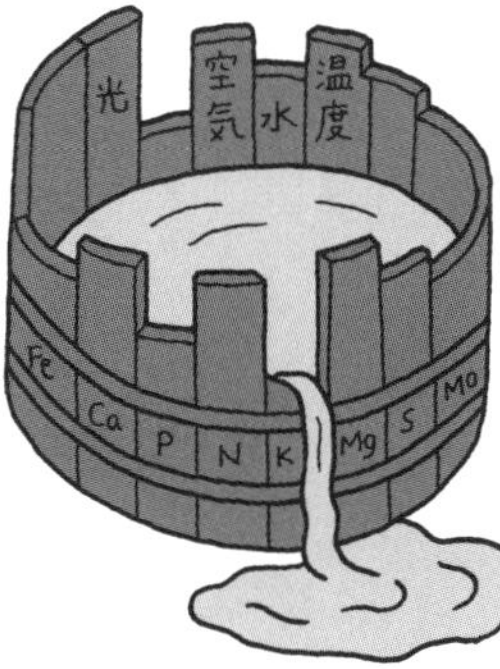

単身赴任生活のため、京都ではほぼ外食です。栄養が偏っていると考えられるので、私自身はマルチビタミン、マルチミネラルに頼っています。

食生活に自信がない人は、マルチビタミン、マルチミネラルで「不足のリスク」をある程度まで防ぐのも一案です。

3章

体の「糖化」はなぜ怖い？
——今一番知っておいてほしいこと

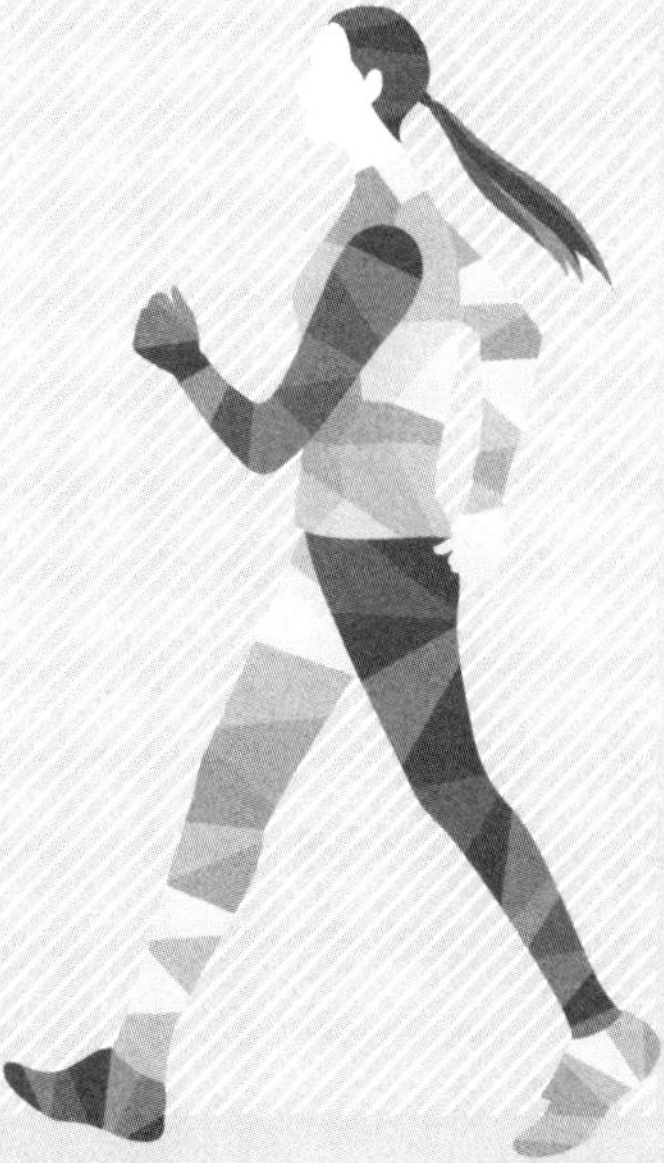

Anti-Aging 1

アンチエイジング最大の敵「糖化ストレス」

豊かな食事情、便利な生活が老化を早める

この章では、「糖化がいかにアンチエイジングにとって敵なのか」を知ったうえで、対処方法を考えていきます。糖化を知るには、酸化と比べるとわかりやすいでしょう。

まず、酸化ですが、ある物質に酸素をくっつけるとか、水素を奪うといった化学的な反応を「酸化反応」と呼んでいます。**酸化ストレスの原因としては、タバコや紫外線、有害物質、残留農薬、食品添加物など**があります。それらが体内に入るとダイレクトに活性酸素という酸化のもとをつくりだしたり、肝臓で代謝される過程で活性酸素をつくりだしたりします。それによって**体がサビる**のです。

ただ、プロローグでも書いたように、酸化が健康にとって怖いものであることは、

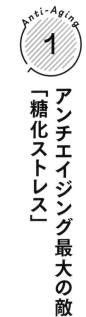

生物は何億年も前から知っていたことなので、体内の「抗酸化システム」は非常に発達しています。

たとえば、タラコにはビタミンEがたくさん含まれています（ビタミンEは抗酸化ビタミンの代表）。タラコ自身は、人間にビタミンEを供給しようと考えているわけではありません。自ら（タラコ）を酸化から守ろうとしてビタミンEを豊富に持っているのです。つまり、生物の体内には、数億年も前から酸化ストレス（紫外線や有害物質など）への対応システムが存在しているのです。

一方、**「糖化」のほうは、体内にあるタンパク質と食事で摂取した糖が結びつき、糖化したタンパク質が過剰に蓄積**します。この糖化したタンパク質は、最終的に老化を促進する物質「AGEs《エージーイー》」（終末糖化産物：Advanced Glycation End Products）を生み出します。

糖化の要因としては、食料の摂取や身体活動量の変化が影響していると考えられています。「飽食の時代」といわれて久しいですが、人間の胃袋がそれほど大きくなったわけではありませんから、食べる量はそんなに変わっていないはずです。

しかし、食べる量はあまり変わっていないけれども、昔と比べて脂肪の摂取割合が増えました。そしてタンパク質の摂取量は、逆に減っている感じがします。米も品種改良でおいしくなっていますが、タンパク質の含有量は減っています。

また、身体活動量は50年前に比べて20％減っているという調査もあります。

豊かな食事情、運動量の激減の影響で、現代人は深刻な糖化ストレスにさらされているのです。

酸化ストレスについては、「酸化」という要因に対して、「紫外線を避ける」といった対策をとったり、抗酸化物質のしくみなどもわかってきて対処したりすることができるようになりました。

しかし、糖化ストレスについては、まだ経験が浅く、しくみも十分にわかっていません。現代において、**「糖化」は私たちの目的である「アンチエイジング」の最大の敵**として立ちはだかっているのです。

Anti-Aging 2

脂肪が味方になるとき、敵になるとき

動脈硬化やがんから守ってくれる存在

前項で、「糖化の要因としては食料の摂取の変化があり、以前と比べて脂肪の摂取割合が増えている」という主旨の指摘をしました。

「肥満は病気のおおもと」のようにいわれるためか、脂肪＝悪者の扱いをされますが、**脂肪そのものは人の体にとって味方である**ことは知っておいてほしいと思います。

脂肪は、寒さから体を守るだけではありません。脂肪細胞がいろいろな物質を出すことで感染から体を守り、出血を抑え、さらには動脈硬化を防ぐ物質もつくっています。

とくに、90歳以上の高齢者になってくると、脂肪の少ない人のほうが、いろいろな症状を発症しやすくなります。

というのは、**脂肪は酸化されやすい性質を持っているので、脂肪自身が酸化されることにより、タンパク質やDNAが酸化して体が傷つく状態を防いでくれるからです。**

いわば、脂肪は〝身代わり〟になってくれているのです。


たとえば、DNAが酸化によって損傷してしまうと、それががんの原因になることがあります。がんのプロモーターといって、がんを起こしやすいところが刺激を受けたり、あるいはがん抑制遺伝子が損傷したりして、抑制がほとんどできなくなってくると、がん細胞が増えてきます。

やせている人の遺伝子がダイレクトに損傷すると、脂肪が守ってくれないため、がんに関係する部分が影響を受けやすくなり、がん細胞が増えます。つまり、**がんについては小太りの人のほうが確率的に有利（守られやすい）**ということです。

もちろん、これは確率的な話であって、太っている人はがんにならないということではありません。しかし、常に悪者と見られがちな脂肪の意外な一面といえるのではないでしょうか。

ただし「肥満」になると悪影響しかない

では、どのくらいの脂肪だと悪影響が生まれるのでしょうか。

体脂肪率でいうと、30％を超えてくるといろいろな弊害が起こります。肥満を見る場合には、ＢＭＩと呼ばれる指標があって、次の式で指数を計算します。

このＢＭＩ指数が22のときがもっとも病気になりにくいといわれています。

$$\mathrm{BMI} = \frac{体重 (kg)}{身長 (m) \times 身長 (m)}$$

ただ、ＢＭＩ指数は低くても、肥満を疑われる人は少なくありません。

肥満の人の体脂肪率、すなわち体脂肪量（kg）÷体重（kg）×１００は、だいたい30～50％になる場合が多いようです。

体脂肪の大部分は脂肪ですが、**脂肪が多すぎると動脈硬化の促進要因にもなりかねない中性脂肪も多くなり、そこから老化を早めるＡＧＥｓ（終末糖化産物）をつくり**

だすアルデヒドができてしまうのです。

ちなみに、中性脂肪だけでなく、健康診断の検査項目の一つ、**ＬＤＬコレステロール値が高いケースも要注意**です。ＬＤＬコレステロールは悪玉コレステロールといわれるもので、これからもアルデヒドができ、脂質異常症を招きます。

脂肪が多いということは、過剰に脂肪を摂っているからそうなるので、脂肪由来の糖化ストレスが強い状態です。肥満が健康によくないとされる理由の一つです。

もう一つは、脂肪はアディポサイトカインという物質も10～20種類くらい出します。このうち善玉とされているのがアディポネクチンといって、インスリンの働きを助けて動脈硬化を抑えます。

しかし脂肪がたまると、このアディポネクチンが減ってインスリンの働きが悪くなり、食後高血糖になりやすくなります。すると心筋梗塞や脳卒中の引き金となる**「血糖スパイク」**も生じやすくなるのです（血糖スパイクについては次項で説明します）。

肥満になると、中性脂肪が多くなって直接アルデヒドができるだけでなく、血糖スパイクも起こしやすくなるのが一番大きな問題で、万病のもとになるということです。

Column 2

体に一番いいのは「太りすぎず、やせすぎず」

人間の脂肪細胞には、「白色脂肪細胞」と「褐色脂肪細胞」があります。

人間の基礎代謝は体内からの熱産生が大きく関与し、その熱産生を担《にな》うのが、褐色脂肪細胞ですが、加齢とともに大幅に減少するため、基礎代謝が低下し太りやすくなります。

ところが、無理なダイエットをすると、体が「安静時にエネルギーを使って熱を出していては、きっと環境が厳しくなる時代に生き残れない」と判断して褐色脂肪細胞を減らそうとするため、基礎代謝が低くなります。それが、無理なダイエットで急激にやせるとリバウンドする理由です。

この作用は、男性よりも女性に強く表われます。かといって、肥満で脂肪細胞の中に脂肪がたまりすぎてしまうと、動脈硬化を防ぐサイトカインというタンパク質が減ってしまいますし、体に悪さをして炎症や血栓をつくりやすくするといった問題も起こします。

結局、太りすぎず、やせすぎず、「バランスが大事」ということです。

Anti-Aging 3

タンパク質の糖化はあらゆる疾患をつくりだす

自分の体をこんがりさせてはいけない

ここは大事なところなので、くり返しお伝えします。

現代人の最大の敵は糖化ストレス。これからは糖化ストレスと闘う時代です。なぜなら、「糖化ストレスが強いことで起こる疾患」が非常に増えているからです。

もともと糖化反応（厳密には**メイラード反応**といいます）は1912年にフランスの化学者マヤール（英語読み：メイラード）が発見しました。小麦粉の中のでんぷん（炭水化物）と3〜5％くらいのタンパク質に熱を加えることで、糖化したきつね色の生成物ができます。

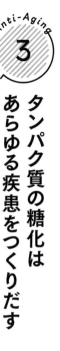

ホットケーキ、お好み焼き、たこ焼き、これらはすべて糖化反応による食べ物です。糖化反応は食品を香ばしくし、おいしくするだけでなく、味噌・醤油などの風味の改善にも役立ちます。

このように、調理をするうえでの糖化反応はありがたいものですが、**人間の体内でタンパク質と糖との反応によってコゲさせる糖化反応は、糖尿病、高脂血症、肥満、メタボといった、さまざまな疾患をつくりだしてしまう**のです。

老化物質「AGEs」についてわかっていること

タンパク質の糖化によってつくられる**最終生成物であるAGEsには、よいものもあれば、悪いものもあります。**

たとえば、よいAGEsには、先に挙げた味噌や醤油などがあります。精進《しょうじん》料理を食べていた僧侶に長寿者が多いことから「長寿食」とされる豆腐も、じつは糖化生成物です。豆腐の中にはAGEsがいっぱい含まれていて、AGEsを全部除去すると「まずい豆腐、一丁あがり!」になってしまうほどです。

そのほか、抗酸化やほかの部分の糖化を防ぐＡＧＥｓもあります。ＡＧＥｓは悪玉の権化《ごんげ》のように思われがちですが、よいＡＧＥｓもたくさんあるのです。

なお、ＡＧＥｓには２００～３００種類あるといわれますが、現在、すべてが解明されているわけではありません。まだまだ研究途上にあります。

ＡＧＥｓができる原因はいろいろ

ＡＧＥｓというと、当初は「血糖だけの問題」と思われていました。ところが、実際にＡＧＥｓを測ってみると、**中性脂肪が多い人もＡＧＥｓが多いこ**とがわかってきたのです。

また、お酒を飲むと顔が赤くなるのは、エタノールからできるアセトアルデヒドが原因であることが知られていますが、このアセトアルデヒドとタンパク質が反応すると、どんどんＡＧＥｓが生成されます。お酒を飲むと顔が赤くなる人は糖化ストレスに弱い人といえます。

また、当然ですが、**糖分の摂りすぎはよくありません。**空腹時血糖が高いと糖尿病につながることはよく知られていますが、食後の血糖値が急速に上がる食後高血糖（血糖スパイク）も問題があることがわかっています。

食後の血糖値は通常、あまり測ることがないためわかりにくいのですが、皮膚からＡＧＥｓの値を測ることができる「ＡＧＥリーダー」「ＡＧＥｓセンサ」という器具でチェックするとすぐにわかります。

実際に測ってみると、健康診断（空腹時血糖）では「問題なし」といわれた人でも、食後高血糖に該当するケースがあります。

悪い生活習慣がある場合、20代、40代、60代と年齢が上がるにつれてＡＧＥｓの値も上がります。**糖分の摂りすぎのほか、睡眠不足の人や喫煙者も要注意です。**

「ちょっとした心がけ」がよい効果を生む

私自身は三か月に1回、ＡＧＥｓの値を測っています。よいときで1・6くらい（これはＡＧＥリーダーで測定した皮膚の蛍光強度の目安なので「単位」はありません)、悪いときは2・2くらいの数値になります。

ＡＧＥｓの値が2・2というのは、私にとって相当悪い数値ですが、そこから気持ちを入れ替えて生活習慣をよくすれば、またよい数値に戻っていきます。少し悪い数値が出ても、すぐに「よい数値に戻そう！」と思う気持ちが大事です。

これは、体重を測ったらベスト体重より増えていたときに数日お菓子などを食べるのを控えようとする心がけと同じです。今の自分の体の状態が判断できるように定期的に検査を行ない、よくない数値であれば戻すようにして、ベストの状態を保てるようにするのです。


また、自分の体をベストの状態に戻すのも大事ですが、「なぜ悪い数値が出たのか」と原因を探るのも大切なことです。

「好物のメロンパンを毎日食べてしまった」「歩ける距離なのにタクシーを使ってしまった」「飲み会のあとにシメのラーメンを食べてしまった」「忙しくて就寝時刻が遅くなっている。寝不足だ」等々……。

こうしたことを反省して、「メロンパンは月に5個以下にする」「目的地が２㎞以内の場合は歩く」「遅くとも夜12時までには寝る」といったことを心がけるようにするのです。

かくいう私も日々努力をしています。一例を挙げると、「お酒を飲んだあとのシメのラーメン」は血糖値がかなり高くなるので「年に2回まで」にし、建物の4階までなら、エレベーターではなく階段で上がるようにしています。

ふだんの行動を無理のない範囲で修正し、状態の悪化を防ぐようにしたいものです。

「血糖スパイク」にも要注意!

本書でも何回か出てきた**「血糖スパイク」**という言葉が最近、注目されています。血糖スパイクとは、食後に血糖値が急激に上がる症状のことをいいます。

健康診断では通常、空腹時血糖しか測りませんから、これまでは血糖スパイクという存在そのものが、ほとんど知られていませんでした。

血糖スパイクは「急激な血糖値上昇」というだけで、厳密な定義はありませんが、もし、**食後に血糖値が１４０を超えるようだと「血糖スパイク」に入る**と思ってよいでしょう。

糖化の発火点「アルデヒドスパーク」とは？

血糖スパイクのしくみについて、私は以下のように考えています。

まず、血糖スパイクをきっかけに、いろいろなアルデヒドが連鎖反応的に大量に生まれる**「アルデヒドスパーク」**が起こります（「アルデヒドスパーク」は私の造語です）。

さらに大量に生まれたアルデヒドがタンパク質を変性させ、最終的にＡＧＥｓになって体内の組織や細胞に蓄積していくのです。**これが「コゲ」となって体を老化させます。**

血糖スパイクという言葉も最近はテレビ、雑誌、書籍などでも盛んに取り上げられ、体に悪い影響を与えていることが認知されてきました。

一方で、その原因まではわかっていませんでしたが、ようやく、**「この血糖スパイ**

クによってアルデヒドが急増（アルデヒドスパーク）している！」ということまで、私の研究でつかむことができました。

つまり、アルデヒドによるタンパク質の糖化こそ、血糖スパイクの悪影響につながっていることがわかってきたのです。

細胞には遺伝子がありますが、遺伝子もＡＧＥｓの蓄積で損傷して変化を起こします。遺伝子の情報は親から子に譲り渡されますから、そこで再び問題を起こします。

また、ＡＧＥｓが細胞のレセプター（受容体）にくっつくと、細胞内でいろいろなシグナルが出て炎症性のサイトカインという物質（タンパク質）を出します。

本来、炎症は体内に侵入した細菌やウイルスを倒すための防御機構として働くのですが、細菌やウイルスがいないにもかかわらず炎症性サイトカインが出てくると、組織障害が起き、アルツハイマー病も進行しやすくなります。つまり、日常生活に支障をきたすのです。

タンパク質のあるところには糖化の影響が生じやすい

糖化の問題点は、「タンパク質との反応」ということにもあります。

タンパク質には、構成タンパク質（体を構成）と機能性タンパク質（消化などの各種機能）があります。

構成タンパク質は皮膚や骨を構成していますが、糖化はその機能には影響しません。

一方、機能性タンパク質には、たとえば**インスリン**があります。インスリンは血糖を下げる働きのあるホルモンですが、糖化の影響を受けます。

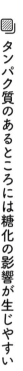

インスリンが糖化によって「糖化インスリン」になると、インスリンとしての機能が失われます。つまり、インスリンが出ても、インスリンの働きをしないのです。糖尿病患者の2割くらいが糖化インスリンに該当するとされていますが、糖尿病の専門医にもあまり知られていません。

生命の営《いとな》みに不可欠な存在である**「酵素」**もタンパク質です。体の中にはいろいろな酵素があって、さまざまな体の反応をつかさどっています。酵素が糖化して本来の機能が失われると、その悪影響が体に生じます。

たとえば、「DNA修復酵素」は、酸化により損傷を受けたDNAを修復する酵素です。これが糖化すると、活性が失われてDNAが修復されにくくなり、がんが発症する確率が上がると考えられます。

また、細胞の中でもっとも重要で大量に存在する酵素**「GAPDH」（ギャップDH：グリセルアルデヒド-3-リン酸脱水素酵素）**も、糖化によって活性が低下することがわかっています。

GAPDHの活性が低下すると、グリセルアルデヒドという非常に毒性が強いアルデヒドが増加します。

このアルデヒドが手あたりしだいに周囲のタンパク質と反応します。手はじめには血管壁の内側にある内皮細胞の障害で、これにより動脈硬化が進みやすくなります。**GAPDHは腎臓に多い**ので、腎機能が低下するとGAPDH活性も著《いちじる》しく低下します。このため、腎不全患者では動脈硬化、皮膚色素沈着、骨粗しょう症など、アルデヒドによる障害リスクが増えてしまうのです。

Anti-Aging 4

目・脳・骨・肌の衰えも……糖化で老化はどんどん進む

白内障、加齢黄斑変性症も……

糖化ストレスは目の病気とも関係があります。代表例が白内障です。

目にはレンズがあって、そのレンズにはクリスタリンという透明なタンパク質があります。このタンパク質が糖化すると濁《にご》ってきます。ですから、**白内障は糖尿病の人や太っている人、つまり糖化ストレスが強い人がなりやすい**といえます。

目の病気でいえば、高齢者に多い**加《か》齢《れい》黄《おう》斑《はん》変《へん》性《せい》症《しょう》**は、網膜にドルーゼンという物質がたまって起きる病気ですが、これもタンパク質が酸化したり、糖化したりする異常タンパク質によって生じます。

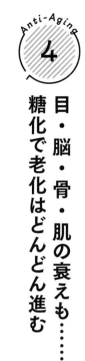

加齢黄斑変性症はｉＰＳ細胞で網膜を替える手術で治療できる可能性がありますが、基本的には生活習慣病ですから、日常生活での予防が大事です。

認知症の発症率も糖化でぐんと上がる

認知症にも糖化ストレスが大きく影響します。

認知症は原因によって大きく「アルツハイマー型」「レビー小体型」「血管性」の三種類に分けられます。日本で症例が多い記憶障害などが進行する「アルツハイマー型」の認知症は、**脳細胞にβ《ベータ》アミロイドやタウタンパクというタンパク質が脳細胞にたまって神経細胞が減少することで起こります。**

じつのところ、70〜80歳の高齢者でβアミロイドなどが脳にたまり、神経細胞が減少している人は大勢いるのですが、多くの人は発症しません。**症状が出やすいのは糖尿病などの持病がある人**なのです。

βアミロイドやタウタンパクを糖化させてしまうと、毒性の強い物質に変性して局所で炎症を起こします。糖尿病患者のアルツハイマー型認知症の発症率は、糖尿病がない人に比べて3～4倍以上になります。

幻覚や転倒などが起きやすい「レビー小体型」の「レビー小体」とは、もともとパーキンソン病で見つかった異常タンパク質のことです。これは糖化したタンパク質であることが最近わかりました。

レビー小体がパーキンソン症状を出すような場所にたくさんあると、パーキンソン病になることが知られています。また、レビー小体が脳細胞にたくさんたまると、アルツハイマー型認知症になるともいわれています。

歩行や言語に障害をきたす「血管性」の認知症は、脳梗塞、脳出血、くも膜下出血などに起因しますが、これらの疾患の背景には動脈硬化があり、動脈硬化は糖化と関係しています。

骨粗しょう症、変形性関節症、肌の黄ばみ

骨強度が低下して骨折しやすい状態になる**「骨粗しょう症」**も糖化と関係しています。骨の重さの三分の一はタンパク質でできていて、若さの源《みなもと》であるコラーゲンもタ

ンパク質です。骨のタンパク質が糖化すると骨は折れやすくなります。骨粗しょう症のほか、糖尿病の患者さんも骨のタンパク質が糖化しているため、骨は折れやすい状態になっています。

関節でいえば**「変形性関節症」**も糖化の影響を受けています。プロテオグリカンというクッションの役割をしている糖鎖タンパクが糖化すると関節機能が失われてきたり、関節腔《かんせつくう》でマクロファージという白血球が活性化して炎症を起こしたりするなどの悪影響があります。

糖化は骨や関節のほか神経系にも影響するため、「立つ」「歩く」といった移動機能が低下するロコモ（ロコモティブシンドローム：運動器症候群）にも関わってきます。

また、糖化は皮膚の老化も引き起こします。皮膚老化の原因の6〜7割は光による老化＝酸化ですが、残りは糖化の影響が大きいとされています。皮膚のコラーゲンが糖化すると、老化を早めるＡＧＥｓがたまります。ＡＧＥｓはホットケーキのようにきつね色ですから、糖化によって皮膚が老化すると**黄ばんだ肌**になります。

さらに、それまで自由に動いていたコラーゲン繊維が固定されて皮膚が硬くなる架《か》橋《きょう》形成も生じます。糖尿病の患者さんの皮膚が硬くなるのは、このためです。

糖尿病患者とその予備軍の人々にとって、糖化ストレスは恐るべき存在です。腎症、神経症、網膜症などの合併症を引き起こしますし、前述した白内障や皮膚老化も進行させます。

糖化によって生じるAGEsはインスリンをつくる膵臓《すいぞう》のβ細胞にも作用し、インスリン産生を減らしてしまいます。

つまり、糖化ストレスは糖尿病の発症前から膵臓にダメージを与え、インスリンをつくれない状況に追い込み、ついには糖尿病を発症させてしまうのです。そして、軽症糖尿病から重度の糖尿病へと病気の段階が進行します。

以上のように、**糖化は老化現象のすべてに影響しますが、なかでも「分子レベルで影響する」という点に糖化の怖さ**があります。

糖化ストレスが体に及ぼす影響

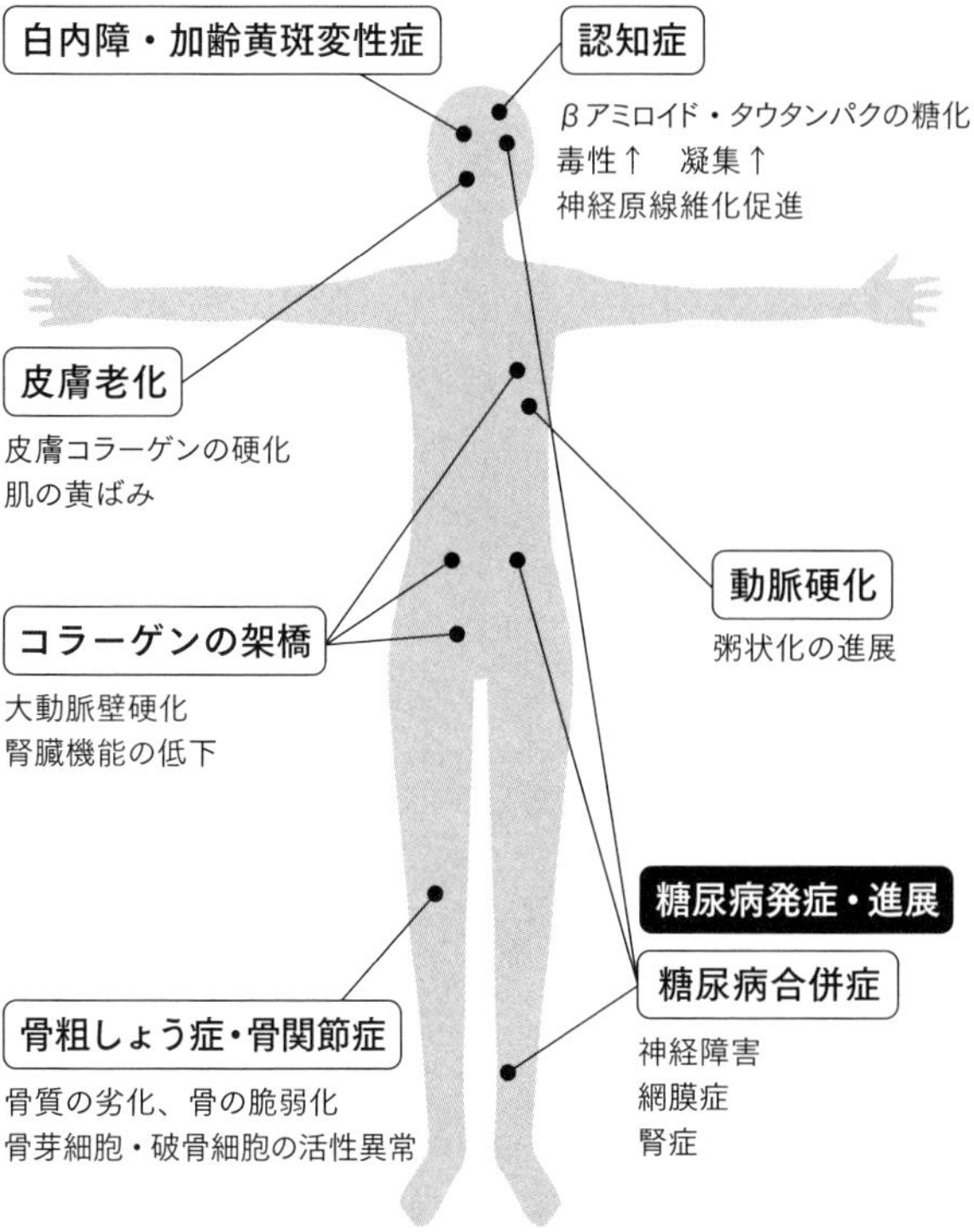

さまざまな老化の原因に！

Column 3

体の機能と「危険因子」の関係

血管年齢や骨年齢といった「機能年齢」と、「老化の危険因子」である糖化ストレスや酸化ストレスは相互に影響しています。

たとえば、ホルモン年齢が高くなって、質のよい睡眠をとるために必要なメラトニンの生成が落ちてくると、糖化ストレスが強まります。逆に、糖化ストレスによってホルモンをつくる細胞が機能を失ってくることもあります。

「タバコを吸って動脈硬化が進行してしまう」という状態は、酸化ストレスによって動脈硬化が促進するともいえますし、脳神経細胞が酸化すると死ぬ確率が高くなるともいい換えられます。

脳神経細胞は非常に長生きな細胞で、人が生まれてから死ぬまで、ずっと同じ細胞が生き続けていることもあります。それでも30歳を過ぎると、細胞の中に老廃物がたまって一日に10万～15万個が死んでいきます。

この老廃物は、体の中のタンパク質や脂肪が酸化・糖化することによってできるのです。

Anti-Aging 5

「糖化ストレス」をためない生活をするには？

糖化タンパク質を分解、排泄するしくみ

では、糖化タンパク質は細胞に蓄積するばかりなのかというと、そうではありません。私たちの体には、タンパク分解酵素や細胞内小器官などが備わっており、これらで糖化タンパク質を分解しています。

ただし、**あまりに糖化タンパク質の量が多くなりすぎると分解が追いつかず、体に蓄積**されます。

また、糖化タンパク質を分解するだけでなく、排泄する機能もあります。腎臓から尿として排泄されるのです。ただし、これも**腎機能が落ちてくると糖化タンパク質は排泄されなくなります。**

腎不全で透析をしている患者さんの場合は、体の外にＡＧＥｓを排出することができなくなって体内にたまってしまい、結果的に糖化ストレスが凝集された形になるわけです。

そうすると骨のコラーゲンが低下して骨も折れやすくなり、皮膚も色素沈着を起こします。さらに血管は動脈硬化が進むため、脳も損傷を受けやすくなっていきます。

AGEsを減らす食品をとろう

血糖値が100だとすると、その0・002％が、老化を早めるＡＧＥｓをつくりだしてしまうアルデヒドです。

いくら体が新陳代謝によって対応するとはいえ、糖化ストレスがあまりに強すぎると、ＡＧＥｓができるスピードが速すぎて、体外に排泄する量よりもたまる量のほうが多くなります。

大切なのは早期の対応です。**早めに糖化ストレスを是正したり予防したりすることによって、病気や老化を先送りする**ことです。

たとえば、いったん発症してしまったアルツハイマー病を根治するというのは、残念ながらほぼ不可能です。なぜなら、それはもう10年、20年、あるいは50年という長い歳月をかけ、脳の中でつくられたネットワークによるものだからです。

したがって、いくら再生医学で新しい細胞を送り込んでも、一度壊れたネットワークは元に戻りません。

老化に関係する因子については、「早く見つけて、早くその芽を摘む」ことが重要です。

糖化タンパク質が過剰に増えないように、ぜひ、次ページの表のような食品を意識してとり入れてください。ご覧のとおり、スーパーやコンビニで買えるものがたくさん含まれています。

日々の食事やティータイムを工夫して、手軽にアンチエイジングを実践していきましょう。

▨AGEsを減らす食品（500種以上の食材からスクリーニング）

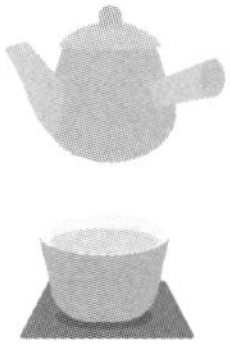
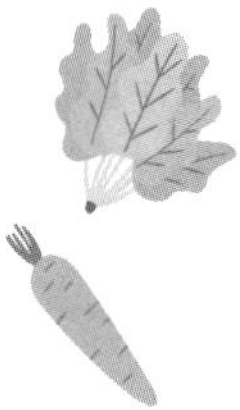
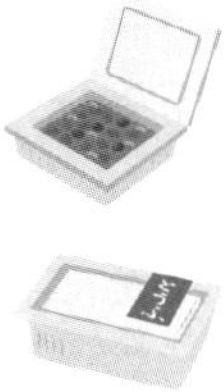
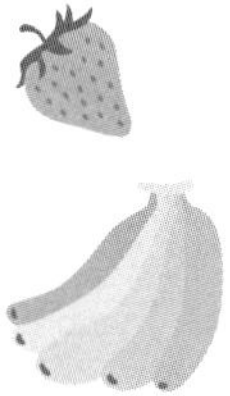

お茶・健康茶		野菜・ハーブ		発酵食品		フルーツ	
1	玄米茶	1	モロヘイヤ	1	豆味噌	1	ライム
2	緑茶	2	新生姜	2	赤ワイン	2	かりん
3	甜茶	3	ヤーコン	3	ゴーダチーズ	3	マンゴスチン
4	クロモジ茶	4	ローズマリー	4	濃口醤油	4	パッションフルーツ
5	どくだみ茶	5	ヨモギ粉	5	たまり醤油	5	リンゴ
6	ジャスミン茶	6	蓼《たで》	6	チェダーチーズ	6	イチゴ
7	ハマ茶	7	穂紫蘇《ほじそ》	7	米味噌	7	ブルーベリー
8	プーアール茶	8	サニーレタス	8	黒酢	8	さくらんぼ
9	ウーロン茶	9	食用菊（花弁）	9	黒豆納豆	9	バナナ
10	ほうじ茶	10	ふきのとう（蕾）	10	米酢	10	イチジク

出典：Ishioka Y,et al: Glycative Stres Research 2: 22-34, 2015
Parengkuan L,et al: Anti-Aging Medicine 10: 70-76, 2013
Hori M,et al: Anti-Aging Medicine 9: 135-148,2012

Column 4

人類は「糖化に負けない体」をつくれるか

霊長類の進化では、なぜ人類だけが50万〜80万年前から急速に進化したのか、という謎があります。それはちょうど人類が火を利用し始めた頃と一致します。その頃から人類は食品からAGEsを摂取するようになったのです。

2018年9月の「国際メイラード学会」では「食品からのAGEs摂取の習慣こそが、人類の進化の秘訣かもしれない」という印象深い言葉も出ていました。このひと言を聞いて、人類は数十万年前から糖化ストレスと闘い、それを味方にして進化を遂げてきたのではないか、と私は思ったのです。とくに老化を早めるAGEsをつくりだすアルデヒドへの人類の防御機構の発達は見事です。

糖をエネルギー源とするかぎり、毒性が強いグリセルアルデヒドができることを細胞は知っているわけで、それを効率よく減らす酵素「GAPDH」（97ページ参照）を大量に備えているに違いありません。

数年前、国際学会の晩餐会でイスラエルから参加された御夫妻と同じテーブルになったことがあります。そのとき私の専門分野である糖化ストレスの談義になったのですが……。

デザートになると、なんと奥様がチョコレートをパクパク食べ始めたのです。それを見たご主人は、「今、糖化の話を聞いたばかりじゃないか」とたしなめます。すると奥様がひと言、「これはトレーニングよ。糖化ストレスに強い体をつくらなくちゃね」と。

さすがユダヤ人！　千年先の人類のことを考えた行動だったに違いありません。

ところで、食品中のＡＧＥｓの量をいろいろ調べてみたところ、「ヤクルト」に多く含まれていることがわかりました。世界中で愛されている健康飲料のおいしさの秘密はＡＧＥｓにあるのだと思います。

Anti-Aging 6

注目のアンチエイジング物質「NMN」と「NAD」とは

体に有害な「アルデヒド」をつくる三つの悪習慣

「糖化ストレス」について「体の中がコゲる状態」と述べてきましたが、そのおおもとをたどると、**「糖化ストレスとは、アルデヒドが体内に過剰にできやすい状態」**といえます。

では、糖化ストレスを起こすアルデヒドはどうやってできるのかというと、第一に「糖尿病のような高血糖」が原因です。糖尿病で血糖値が高くなり、その関係で糖質由来のアルデヒドができるわけです。

二つ目は、肥満（高脂血症）が原因です。血液中の脂肪が正常範囲を超えた状態で脂肪が酸化されるとアルデヒドになります。なかでも「脳」は6割くらいが脂肪でできていますので、脳が酸化されてアルデヒドに変わると「認知症」になりやすくなります。

三つ目は、お酒の飲みすぎです。これはお酒（エタノール）がアセトアルデヒドに変わる反応です。

ちなみに、中国語ではアルデヒドのことを醛《チャウ》といいますので、アルデヒド化のことを醛《チャウ》化と呼んでいます。

「はじめに」でも書いたように、**新型コロナウイルス感染症が重症化した主な原因は、「糖尿病」「肥満」「お酒の飲みすぎ」の三つでしたが、その共通点はアルデヒド**だったのです。

細胞から元気にする「すごい働き」

最近、「アンチエイジングに効く！」とか**「抗老化の究極物質！」**といううたい文句で、**NMN（ニコチンアミドモノヌクレオチド）**というサプリメントが注目を集めています。そのため、NMNに関心を持たれている読者も多いかもしれません。この

NMNとは、そもそもどのようなものでしょうか。

NMNとは、**人間にとって重要なNAD（ニコチンアミドアデニンジヌクレオチド）の材料となる物質**のことです。

では、そのNADとは何かというと、「アルデヒドを代謝する補酵素」のことです。つまり**「アルデヒドを処理する（無毒化する）補酵素」**です。

先ほど、「アルデヒドは高血糖（糖尿病）、肥満（高脂血症）、お酒の飲みすぎなどによって過剰に生まれる。それが糖化ストレスの原因」と説明しました。

たとえばお酒を飲んだときにエタノールから有害なアセトアルデヒドが生まれますが、これをALDHという酵素（アルデヒド脱水素酵素）が無毒な酢酸《さくさん》に変えてくれます。

有害なアルデヒドにもさまざまな種類がありますが、それらをALDHが無毒化しているのです。そして、このALDHという酵素が働くために必要なのが「補酵素NAD」です。

頼りになる補酵素NADですが、アルデヒドが過剰につくられるとそれを代謝するのにＮＡＤの消費が進みます。若いうちはＮＡＤもすぐに回復するのですが、加齢とともにＮＡＤの量は減っていきます。

これまでにもＮＡＤを増やすための材料がいろいろ提案されてきました。トリプトファン（Ｔｒｐ）、ニコチン酸（ＮＡ）、ニコチンアミド（Ｎａｍ）などがありますが、その中でもっとも効率よくＮＡＤに変換してくれるものとして脚光を浴びているのが**「ＮＭＮ」**というわけです。

ＮＭＮには細胞膜の通過を特別に助けるタンパク質（専用輸送体）があります。このため細胞内に入りやすく、ＮＡＤに変換されやすいのです。

補酵素ＮＡＤには三つの働きがあります。第一に、酵素を助ける役割です。ＡＬＤＨも酵素の一つですが、体内で一番多く存在する酵素がＧＡＰＤＨ（97ページ参照）で、糖化ストレスによって生まれたアルデヒド（グリセルアルデヒド）を無毒化する働きなどがあります。

二つ目に、ミトコンドリアのＴＣＡサイクル（クエン酸回路）を円滑化する働きです。ミトコンドリアは細胞に必要なエネルギーをつくりだしますが、ＮＡＤが不足すると、このサイクルがスムーズに回らなくなり、細胞の機能は低下します。

三つ目は、老化や寿命をコントロールするサーチュインという物質がありますが、NADはこのサーチュインの活性化に必要なのです。

NMNは「究極のサプリメント」か？

このように**「アルデヒドの無毒化」「細胞のエネルギーの産生」「老化防止」**などに働いているNADですが、加齢とともに減少していき、老化が進んでいきます。

さらに、糖尿病、高脂肪食による肥満（高脂血症）、お酒の飲みすぎなどによって過度にNADが消費され、その分だけ老化が促進されることになります。

それを補ってくれるNMNですが、その効果の現われ方は人によってさまざまです。「肌あれが改善した」「疲れにくくなった」「目の疲れが減った」などの効果が報告されていますが、反面、副作用（頭痛など）の例も報告されています。

ＮＭＮの効果については、まだまだわかっていないことがたくさんあります。

私自身、実験台の一人としてＮＭＮを服用しています。もしＮＭＮを試してみたいというのであれば、医師の管理のもと、自《みずか》らが実験台になるぐらいの覚悟を持つ必要があると思います。今さまざまなメーカーからＮＭＮのサプリメントが販売されていますが、自己判断で試すのは、リスクを伴うことがあるからです。

すでにＮＭＮを半年以上内服していますが、今のところ好印象を持っています。**目の疲れが緩和して、睡眠の質が高まった**というのが個人的な感想です。

4章

老化を遅らせるには「食事」を変えればいい

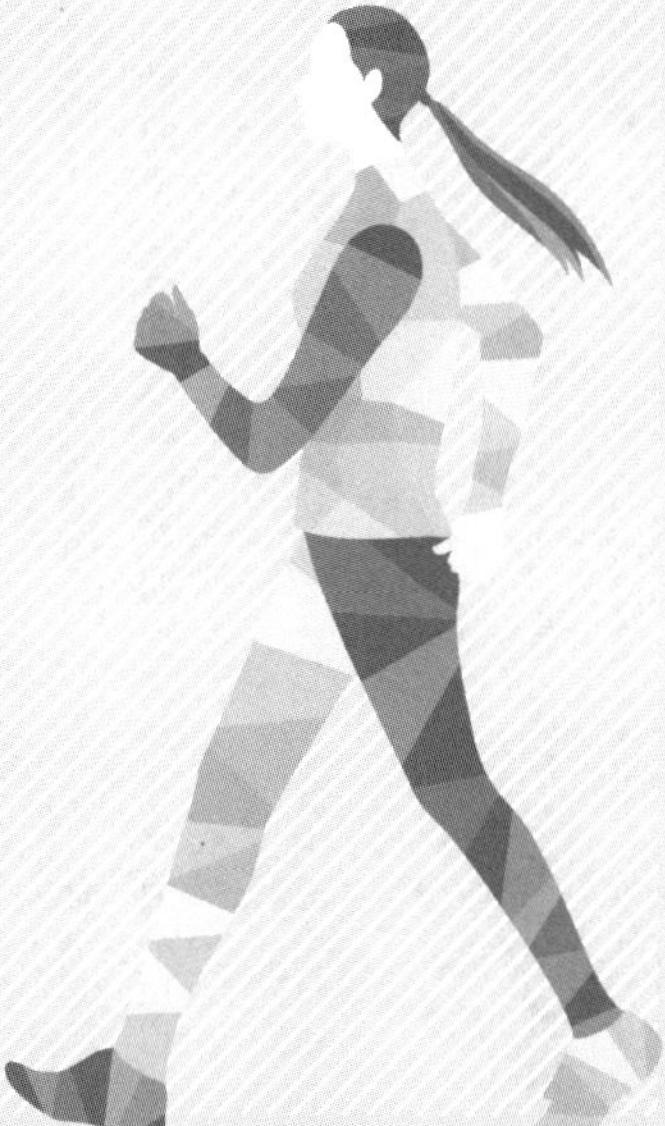

Anti-Aging 1

血糖上昇を急激にする食べ物、ゆるやかにする食べ物

血糖に関わる食品のGI値とは

健康診断のとき、私たちが測る血糖値は「空腹時の血糖値」、つまり、「食べていないときの血糖値」です。しかし、**血糖値で注目すべきは、血糖スパイクをもたらす「食後の高血糖」**のほうです（93ページ参照）。

私たちは食事をすると、食べたものが体内で糖に変わり、それが血管中に流れます。このため誰でも食後は血糖値が上昇します。

糖分は本来、私たちの体内でエネルギーとなるという意味では味方ですが、食後、あまりに急激に血糖が上昇すると（血糖スパイク）、それを抑えようとしてインスリ

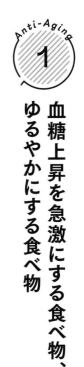

ンが大量に分泌されます。

インスリンは脂肪を増やし、脂肪細胞の分解を抑える働きをするので、大量のインスリンの分泌は「肥満」を誘発するのです。

どのような食べ物でも食べれば血糖値は上がります。ただし、**食後の血糖値を急に上げる食べ物と、ゆるやかに上げる食べ物**とがあります。

それを数値化したものが、食品の「GI値」（Glycemic Index：グリセミック指数）と呼ばれるものです。

つまり、GI値とは、食品が体内で糖に変わって、血糖値が上昇するスピードを測ったものです。GI値の低い食品は血糖値が急激に上がるのを抑制し、GI値の高い食品は血糖値を急に上げてしまいます。

何かを食べると、15分、30分と時間が経過するとともに血糖値が上がり、そして徐々に下がっていきます。

GI値は、血糖値が非常に上がりやすいブドウ糖を100としたときに、それに対して炭水化物を50gだけ摂ったとき、血糖値上昇の度合いを相対値で表わしたものです（カナダのジェンキンス博士が提唱）。

一般に、次のような目安で「低GI、中GI、高GI」を区分しています。

GI値が55以下……低GI
GI値が56〜69……中GI
GI値が70以上……高GI

このGI値が低いほど、血糖値の上昇スピードがゆるやかな食品とされています。

日本では、ジェンキンス博士が行なったGI値の基準ではなく、「日本GI研究会」という組織でいろいろな基準を決めて検査をした数値が使われています。ですから、「GI値」といっても世界共通規格ではありません。このため、私たちも日本GI研究会の基準にしたがって検査をしています。

二つのGI値の違いとしては、日本GI研究会では基準がブドウ糖（グルコース）50gではなく、サトウ食品が販売している電子レンジで加熱して食べる「サトウのごはん」（200g）になっていることです。「サトウのごはん」は私たち研究者にとっても実験しやすい材料です。

まず、「サトウのごはん」（200g）を加熱して食べます。実験においても、ふりかけや塩などはかけてもいいので、そうしたもので、「サトウのごはん」（200g）を味付けして食べるのが基準です。

現在は、**「GI値というのは血糖をコントロールするための目安であって、絶対的な数字ではない」**という考え方が主流になっています。たとえば、糖尿病の医師は、血糖が上がりにくい食材の選別（スクリーニング）のためにGI値を使っているのが現状です。

「GL値」も参考にするとなおよい

GI値を使う場合、注意すべき点があります。それは122ページの図を見てもわかるように、にんじんの値が想像以上に高い値（80）になってしまうことです。

にんじんには炭水化物がわずかしか含まれていませんから、基準（炭水化物50g）

▨ 食品ごとのGI値の比較

高GI

じゃがいも 90
精白米 88
にんじん 80
山芋 75

砂糖 99
チョコレート 91
大福餅 88
ドーナツ 86
ホットケーキ 80
はちみつ 75

70 ------------------------------

中GI

かぼちゃ 65
パスタ 65
（全粒粉パスタ 50）

カステラ 69
アイスクリーム 65
パイナップル 65
レーズン 57

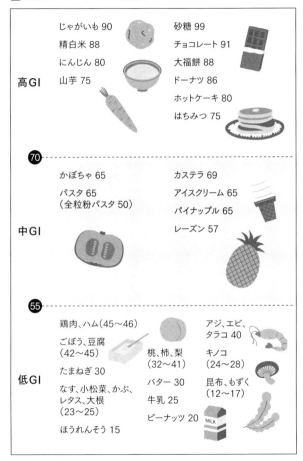

55 ------------------------------

低GI

鶏肉、ハム（45～46）
ごぼう、豆腐
（42～45）
たまねぎ 30
なす、小松菜、かぶ、
レタス、大根
（23～25）
ほうれんそう 15

桃、柿、梨
（32～41）
バター 30
牛乳 25
ピーナッツ 20

アジ、エビ、
タラコ 40
キノコ
（24～28）
昆布、もずく
（12～17）

に合わせて大量ににんじんを食べるのは考えにくいことです。その意味では、ＧＩ値は現実に合わない面もあります。

このため、ＧＩ値が独《ひと》り歩きするように表示されると、弊害も起きます。たとえば、栄養士さんが病院食としてにんじんを食材に使いたくても、にんじんのＧＩ値が80と表示されていると、にんじんを使う理由を説明できなくなってしまうのです。

そこでＧＩ値の現実との食い違いを改良するために、ハーバード大学の研究チームが考えだしたのが**「ＧＬ値」（Glycemic Load：グリセミック負荷）**です。これはＧＩ値に、その食材に本来含まれる炭水化物の量をかけたものです。

$$\text{GL値} = \frac{\text{食品に含まれる炭水化物の量（g）} \times \text{GI値}}{100}$$

食品に含まれる炭水化物の量は、食品によって異なりますから、その意味では**ＧＩ値よりもＧＬ値のほうが現実的**で、また理論的です。

この式でにんじんのＧＬ値を計算しなおすと、ＧＩ値では「80」でしたが、ＧＬ値ではたったの「2」です。にんじんは炭水化物が少ないのでGL値は低くなるのです。「現実にも合う」ということです。

しかし、なぜか日本ではGL値はあまり使われていません。日本の場合、GI値に「サトウのごはん」を使うので計測しやすいということがあるのかもしれません。ブドウ糖（グルコース）を飲むより、「ごはんを食べたときと比べてどうか？」としたほうが直感的にわかりやすいためです。

ただ、GI値は、年齢によっても違う値になります。

このように「指標」として考えると、GI値は参考程度に考えておかないと対策を間違え、弊害も起こりがちといえそうです。

Anti-Aging 2

血糖値を下げる「食事のとり方」

主食としての、ごはんとパスタのGI値だけを比べれば、パスタのほうがGI値が低いことは確かです。ごはん（精白米）は88、パスタは65だからです。

だからといって、「血糖値を下げるために、ごはんよりもパスタを食べなさい」というのは意味がありません。なぜなら、「ごはんだけをもくもくと食べる」とか「パスタの麵だけを食べる」といった特殊な食べ方をする人は少ないからです。

主食にごはんなどの炭水化物を摂っても、副菜としてサラダやおひたしを食べ、豆腐や肉を食べ、さらに味噌汁を飲む。そうすることでGI値は全体として下がっていきます。

しかし、「かけそば」「かけうどん」の場合には、そば、うどんだけしか食べないことが多く、たしかにGI値は上がってしまいます。

その場合も、卵をのせて月見そばにするだけでもＧＩ値を下げることができます。

食事をするときは三大栄養素である「タンパク質、脂質、炭水化物」のＰＦＣバランスを「２：２：６」の割合にする食事が理想です（131ページのコラム参照）。

外食であれば定食のような形式になります。それが選択できなかったら、ごはんの上におかずがのっているマーボー丼や牛丼でも十分です。

「最善の策はとれなくても、そのときにできる二番目、三番目にいいことをしよう」――この心がけが、老化のスピードに差をもたらすのです。

「朝食に何を食べるか」が大事

私たちの研究室では「人は食事を実際にどのように食べているか」という視点から血糖の研究をスタートさせています。それによって、いろいろなことがわかりました。

たとえば、朝ごはんと昼ごはんの関係です。朝、何を食べたかによって、昼ごはんを食べた直後の血糖の上昇具合が違ってくることがわかりました。

正確には**「セカンドミール効果」**といいます。

これはGI値の提唱者であるジェンキンス博士が1982年に発表した概念で、朝の食事（ファーストミール）が昼の食事（セカンドミール）のあとの血糖値にも影響する、というものです。

私たちの研究でわかったことは、**きちんと朝食をとると、昼ごはんのあとに血糖が上がりにくい**ということです（逆にいうと、朝食をとらないと昼食後に血糖スパイクを起こしやすい、ということです）。

どんな朝食がいいのかを調べるために、①白米（「サトウのごはん」1パック）だけ、②コンビニ弁当、③牛丼の三種類の朝食を用意して被験者に食べてもらい、昼ごはんには白米（「サトウのごはん」1パック）だけを食べてもらって、そのときの血糖の上がり方の違いを比較しました。

その結果、驚くべきことがわかりました。**朝食に牛丼を食べると、昼ごはんのあとの血糖が上がりにくい、というデータが出た**のです。

「ごはんだけしか食べない」という食べ方が一番いただけません。ごはんと一緒におかずを食べることが重要なのです。

ごはんに牛肉、さらに卵というように、おかずの数を増やしていくと、血糖がより上がりにくくなります。

では、牛丼の具のどの成分が一番効《き》いているのか、それも調べてみました。「肉だけ」「汁だけ」「玉ねぎだけ」というように、すべて分解して比較したのです。

すると、肉が一番効果が大きいことがわかりました。

玉ねぎや汁は、ごはんにそれらをのせて食べただけでは効果がありませんが、**ごはんに肉をのせるとセカンドミール効果が見られました。やはりタンパク質の効果**です。

脂肪も影響していると思いますが、効果としてはタンパク質が一番で、牛肉と牛脂を一緒に食べることによって血糖が上がりにくくなることがわかったのです。

また、腹持ちも影響します。朝から牛丼をしっかり食べると、腹持ちがいい。

その後、適度にお腹が空《す》いてから昼ごはんを食べると、本当に血糖が上がりにくくなるのです。

「朝食抜き」の体の中で起こっていること

牛丼でなくてもいいので、朝はしっかり食べることをおすすめします。空腹になりすぎると、体は低血糖になっている可能性があります。

低血糖の状態は人体にとても危険なため、グルカゴン（血糖を上げるホルモン）が分泌されて血糖を維持するようになります。ですから、昼食前に血糖値が同じように100であっても、グルカゴンが出ている状態と出ていない状態では、昼食後の血糖の上がり方が変わってきます。

朝、牛丼をしっかりと食べていると、おそらくグルカゴンの分泌が抑えられるのだと思います。ですから、その後「サトウのごはん」だけを食べても血糖が上がりにくいのです。

それに対して、低血糖を避けるため、グルカゴンが出ている状態で、「サトウのごはん」だけを食べると、血糖値がさらに上がります。

実際、私の研究でも、朝のグルカゴンと血糖値の関係、そして昼の血糖の上がりやすさとの相関を認めることができました。

ここで強調しておきたいことは、**「朝食の大事さ」**です。

朝食をとって昼ごはんを食べたときと、朝食を抜いて昼ごはんを食べたときとでは、血糖の上がり方がまったく違います。

体重を落とそうとして朝食を抜くと、思わぬしっぺ返しをくらうかもしれません。

「朝食をしっかり食べないほうが太りにくく、不健康になりにくい」と述べる欧米の研究者もいますが、これは調査対象の差です。朝食をしっかり食べる(=朝食しかしっかり食べられない)人で、衛生環境が悪いケースが多く含まれると、このような結果になります。

Column 5

タンパク質も炭水化物も摂りすぎはNG

健康な生活を送るには、三大栄養素のタンパク質（P：Protein）、脂肪（F：Fat）、炭水化物（C：Carbohydrate）のPFCバランスを「2：2：6」のバランスで摂取するのがよいといわれています。

1日2000キロカロリーを摂ったときであれば、タンパク質400：脂質400：炭水化物1200。タンパク質は1gで4キロカロリーなので、400キロカロリーとなると100g必要です。

牛肉100g中のタンパク質が約23gですから大変。不足するタンパク質は、いろいろな食品を食べて補います。納豆1パックであれば3～4g、米100gには2～3g入っています。

タンパク質は食欲旺盛な人でも必要な20%に届かず、せいぜい15～18%。少ない人は10%を切っています。

また、タンパク質の摂取量は加齢に伴って減っていきます。噛む力や消化吸収能力が衰えてくるので、焼肉やステーキを食べる機会や量が減ります。摂取できたとしても、そのまま消化吸収されるとはかぎりません。

タンパク質が不足しがちな人は、メインに食べているのは炭水化物で、たとえばランチで「もりそば」「ざるうどん」などを食べることが多い人は炭水化物の割合が7割近くになってしまいます。せめて、「糖質である炭水化物の摂取を少し抑えて60％に」「タンパク質は15％に」近づけたいものです。

かといって、糖質を控えすぎるのは考えものです。タンパク質の吸収効率を高めるには、糖分のエネルギーが欠かせないからです。

はやりの糖質制限ダイエットによって肉ばかり食べていると腸内に悪玉菌が増え、異常発酵の原因にもなります。やはり、ＰＦＣバランスを「２：２：６」に近づけることが健康のもとなのです。

Anti-Aging 3

若さが失われていく間違ったダイエット法

医師が「一日一食健康法」をすすめない理由

朝食を抜いたりして、長時間、空腹の状態でいると、タンパク質の糖化反応がぐっと上がってしまい、昼食後に血糖スパイクを起こしやすくなる――。そのことは前項でご理解いただけたと思います。

ところが、「一日一食健康法」として夕食しか食べない健康法、あるいは食事回数を減らしたダイエット法がテレビや書籍などで話題になることがあります。

一日一食健康法などは、**一時的に見れば体重の減少などに効果があるかもしれませんが、「糖化ストレス」の面から見れば、老化を早めるＡＧＥｓ（終末糖化産物）がたまってしまいます**から、おすすめできません。

「食事は一日1回、夕食だけ。その代わり何でも好きなものを食べていい」というダイエット法は、太りやすい体質で「カロリー計算なんかしたくない」という人には簡単な方法ですから、ラクではあるでしょう。

しかし、夕食時間までずっと空腹に耐えるのは、「糖化」という面ではマイナスでしかありません。多少のダイエット効果があったとしても、本書のテーマ「アンチエイジング」、つまり「若さ」は保てないからです。

これらの間違ったダイエットをすると体が老けてしまいます。

お腹が空いてから三食きちんと食べる効用

では、一日に摂取するカロリーは同じにしておき、食事の回数を4回、5回と増やすのはどうでしょうか。つまり、「1回あたりの食事量を減らす」ということです。

しかし、量を減らした食事を複数回とるというのは、脂肪や糖質の代謝に関係する成長ホルモンに悪影響を与えるのでおすすめできません。

というのは、**成長ホルモンの分泌を促すには、胃の中を空《から》っぽにしてから食べたほ**

うがいいからです。

少なめの朝ごはん、午前10時におやつ、少なめの昼食。午後3時のおやつ、5時にもおやつ、7時に夕食……。食事とおやつを小分けにし、のべつまくなしに何回も食べていると、お腹が空っぽになるひまがありません。

胃排出時間という言葉があります。これは、胃から腸に食物が送られる時間のことで、ふつうの人で3〜4時間（長い場合で5〜6時間）です。そのくらいの時間をあけておくと、胃は適度に空っぽになってくれます。

なお、空腹になるまでの時間は、加齢とともに長くなります。また、食事に脂《あぶら》っこいものが多い場合や、ストレスで考えごとをしていても長くなります。

朝食を午前8時にとるとすると、お腹が完全に空くことを考えると昼食は午後1時頃、夕食は6時頃にとるとベストです（ちなみに、空腹時の血糖値を測るために採血をする場合、私は「食事から5時間はあけること」を推奨しています）。

以上から、「朝食を抜かず、食間を5時間くらいあけて、一日三食をとる」のが理にかなっています。とくに子どもは、朝食を抜くと肥満になりやすくなります。

朝食はブレックファーストといいますが、これは「断食《だんじき》を破る」という意味です。朝食を食べてきちんと血糖を上昇させることで、あとで説明する体内時計のリセットもされます。

もう一つ注意点があります。それは**「夕食の時刻」を意識する**ことです。仕事が遅くなったりすると、夕食が午後9時とか10時になってしまいがちですが、**できれば夕食は午後6時か7時くらいまでにすませ、食べ終わってから就寝までに2時間はあけてほしい**のです。これは消化不良の防止と睡眠の質を保つためです。

「朝食」を抜くのはデメリットしかない

食事を「一日1回にする」というのは、肥満解消のために、まず体重を落とさなければならないという、短期間の「明確な目標」がある場合はいいと思います。けれども、健康な人が長期間にわたって続けると、デメリットが大きくなります。

太りすぎの人、あるいは糖尿病の人の治療目的の指導と、健康な人のための健康増進の指導とはまったく別物だからです。

状況に応じて、食事や健康法は変えるべき、ということなのです。

重度の糖尿病の人に対して、食事の基本を説いている余裕はありません。一刻も早く、マイナスの状態をゼロに戻すべきで、その場合は医師の指導のもと、一時的に極端な栄養指導もせざるをえないことがあります。

体重が100kgの人を至急、80kgまで落とすためには「一日一食」を提案することもあるでしょう。欧米では度を超えた肥満の人に対して、脂肪を除去する手術もよく行なわれています。肥満を放っておくと、いろいろな病気を誘発するからです。

しかし、ふつうの健康状態の人に「一日1回の食事にすれば体重を落とす効果あり」といった極端なことを実行させると、プラスの効果よりも、もともと備わっていたプラスの部分がゼロ、もしくはマイナスに陥るリスクのほうが大きくなります。

大事なことなので、くり返します。医師から指示を受けているわけでもない**健康な人は「朝食を抜かない」こと。**朝食をしっかり食べて、アンチエイジング上、マイナスのリスクにつながる要素を減らしていきましょう。

Anti-Aging 4

ちょっとしたことで、老化に差がつく！毎日の食事で気をつけたいこと

「ベジファースト（野菜から食べる）」のうれしい効果

食事のときには、最初に食物繊維の多い食材（野菜、果物《くだもの》、海藻など）を食べるようにすると血糖の上昇がゆるやかになります。いわゆる**「ベジファースト（ベジタブル・ファースト＝野菜が最初）」**です。

また、サラダなどを食べるときに、オイル＆ビネガー（西洋風の酢）のようなドレッシングをかけるのも、おすすめです。油も酢も血糖の上昇を遅らせるからです。

油を敵視する必要はありません。最適なバランスとされる「タンパク質2：脂質2：炭水化物6」の「脂質2」の範囲内の油であれば、皮膚の健康のために摂ったほうがよいのです。脂質がないと皮膚がカサカサになってしまいます。

ヨーグルトも先に食べると、食後の血糖の上昇を緩和する作用があります。ドレッシングにヨーグルトを少々加える「ヨーグルト・ドレッシング」もいいかもしれません。

野菜の次は、肉、魚、卵などのタンパク質です。そして、最後にごはんやパスタなどの炭水化物という流れが、血糖が一番上がりにくい食べ方です。

理想としては、「①野菜→②肉→③ごはん」の順ですが、大筋としてベジファーストさえ守れば、②と③の順番は逆になってもかまいません。

日本の懐石料理は、食文化として、じつによくできています。食べ物が「体にいい順番」で出てくるのです。さらに、懐石料理はファストフードの対極にあるような、ゆっくり時間をかけて味わう文化です。血糖の上昇という観点から見て、食べる時間が通常より長くなるところも優等生の料理といえます。

食べるスピードと血糖の関係

血糖に関して一番よくないのは、甘いジュースを飲む習慣です。

甘いジュースのパッケージには「炭水化物量10ｇ」などの表記があります。「たった10ｇしか糖質が入っていないのか」と安心してはいけません。これは「１００㎖あたり10ｇ」という意味です。

つまり、５００㎖のペットボトルで計算すると、糖質が50ｇ入っているということ。GI値が高い砂糖を噛まずにそのまま一気飲みしているようなものです。血糖値は急激に上昇します。

「よく噛んで、ゆっくり食べましょう」、あるいは「一気飲みはやめましょう」といわれますが、**糖質量は同じでも、摂り方によって血糖値は大きく違ってきます。**

その理由は、よく噛んで食べると少しずつゆっくり消化吸収され、血糖として血管に送り込まれるためです。

血糖は、人が生きるための基礎代謝に使われます。糖分が血管にゆっくり少量ずつ入ってくれれば、体のいろいろなところで使われますから、血管に残るような糖分はごく少量になります。

逆に一気飲み、早食いなどで糖分が一気に血管に入ってきた場合、血管の中からインスリンの作用で脂肪に取り込まれます。土砂《どしゃ》降《ぶ》りの雨が降ると、水路の水があふれて氾濫し、町が汚れてしまいます。同じような現象が体内で起こるのです。

体にいいコーヒーの飲み方、糖化ストレスに効果のあるお茶

コーヒーには成分として、カフェ酸とかクロロゲン酸といった抗酸化物質が入っています。ですから、飲み物としては悪くはありません。しかし、コーヒーにはカフェインも入っていますから、夜飲むと神経を刺激して眠れなくなることがあります。
また、よい睡眠のために不可欠なホルモンであるメラトニンの分泌を抑制してしまうので、**私は夕方6時以降、コーヒーは飲まない**ことにしています。

なお、コーヒーを朝やお昼の食後に飲むと、胃酸の分泌を刺激しますから消化を助ける働きがあります。つまり、食後のコーヒーはいいのですが、空腹時にコーヒーを飲むと空《す》きっ腹に胃酸が出てくる状態になるので、おすすめできません。

私は夕方6時以降はハーブティーを飲むようにしています。
ハーブティーの中には**AGEs（終末糖化産物）の生成抑制作用を持つ成分が含まれているものがあり、糖化ストレス対策**にもなります。

私の研究室では200種類ほどのお茶を集め、成分のランキングづけをしたことがあります。お茶が体のどこの部分に効果があるのかについて調べたのです。

皮膚や骨を形成するタンパク質に**コラーゲン**があります。また、私たちの体を構成するタンパク質として**アルブミン**があります。
コラーゲンを糖化させてしまう作用に対してお茶がどう効くのか、アルブミンを糖化させてしまうものに対してどう効くのかを調査してみました。

その結果、**カモミールティー、どくだみ茶は有効な成分を多く含んでいて、**糖質が多い人や血糖値が高めの人にはおすすめです。
柿の葉茶、甜《てん》茶、グアバ茶、シソ茶、ルイボスティーにも多くの有効成分が含まれています。

日本茶も効果があるのですが、茎茶《くき》と番茶は効果が弱いようです。茎茶の効果が弱いのは成分の多くは葉に入っているからです。

どくだみ茶もおすすめです。ただし、一か月、毎日飲み続ける臨床試験をしたときに問診票を集めたところ、独特の臭《くさ》みのせいでしょうか、「いくら体にいいものであっても、毎日これを飲むことに幸せを感じない」という意見が多く寄せられてしまいました。

しかし、どくだみを発酵させると独特の臭みが消えて、効果もほとんど同じであることがわかりました。発酵どくだみ茶であれば抵抗がないと思いますのでおすすめです。

「フライドポテト食べたい症候群」になっていないか？

ダイエットの世界では今、**動物性脂肪依存症**がホットな話題です。

ギャンブル依存や薬物依存と同じように、動物性脂肪にも依存性があることがわかりました。

動物性脂肪をたくさん食べていると、どうしてもフライなど油の多い食事を食べたくなる症状（動物性脂肪依存症）が出ることがあります。**「フライドポテトが食べたい」**という欲望が止まらなくなるのです。

動物性脂肪依存症のもう一つ困ったことは、**運動が嫌いになっていく**ことです。

動物性脂肪を摂りすぎて太ってしまった人は、高脂肪食のため脂肪組織に脂肪が蓄積しています。そうなると脂肪組織は自分の仲間を増やしたくなり、「もっと脂肪を食べろ、もっと脂肪を食べろ」と主人に命令するようになります。

一方、運動をするとやせてしまって脂肪組織は仲間を失うため、「運動なんてするな、もっと怠《なま》けちゃえ！」と命令する物質を出します。

はじめは脂肪組織が脳に命令を出しているのですが、脳にも変化が起き始めます。脳の視床下部にメタボ報酬系という場所があって、そこからも「運動するな！」という指令が出るようになるのです。

動物性脂肪依存症を断ち切ってくれる食べ物

高脂肪食ばかり食べていて問題になるのが、「脂肪を集めるスイッチ」「運動をしなくなるスイッチ」が入ることですが、それを切るスイッチもあります。**玄米食**です。

玄米には**γ《ガンマ》-オリザノールという物質**が含まれていて、その作用で玄米食をある程度続けていると、高脂肪食への依存性が解消されていきます。

しかし、白米を食べていた人が玄米食に変えると、玄米は食物繊維が豊富なので、よく嚙まずに食べてしまって消化不良を起こし、便秘などのリスクが生じることがあります。

そこで、**最初のうちは玄米の混合割合を1～2割にし、徐々に玄米の比率を増やしていく**といいでしょう。同時に、よく嚙んで食べる習慣も身につけていくのです。

そうなれば、玄米100％にしても大丈夫で、よく嚙む習慣とゆっくり食べる習慣も一緒についてくるので、体にとってはいいことだらけです。

Anti-Aging 5

NG習慣をやめるだけで、体は若返る！

NG①炭水化物の摂りすぎ↓15分ウォーキング＋タンパク質の摂取

心身を健康な状態に保ったり、代謝を促したりする役割を果たす重要なホルモンに**「成長ホルモン」**があります。

成長ホルモンの分泌量が減ると、新陳代謝が衰えて脂肪が燃焼しにくくなったり、若い世代でも疲労感ややる気の欠如などの症状が出たりするようになります。日頃から成長ホルモンを分泌促進させる生活や食事を考えなければいけません。

成長ホルモンの分泌を促すためには、15分ウォーキングといった軽い運動とともに、タンパク質をしっかり摂ることがおすすめです。タンパク質を摂取したあとに軽い運動をすることで相乗効果が期待できます。

なお、**成長ホルモンはアミノ酸がつながってできるタンパク質ホルモン**です。炭水化物が過剰になったり、タンパク質不足になったりすると、成長ホルモンが十分に合成されなくなってしまうので注意しましょう。

成長ホルモンが分泌されるか否かを実験する「成長ホルモン分泌刺激試験」というのがあるのですが、この実験の過程で、**アルギニン**と**リジン**というタンパク質を構成するアミノ酸の血中濃度が、成長ホルモンの分泌に影響することがわかりました。

アルギニンは**魚介類や肉類、ナッツや大豆製品**に多く含まれています。

リジンは**魚類（とくに鰹節《かつおぶし》）や肉類、大豆製品**に多く含まれています。

成長ホルモンの分泌を促すためにも、アルギニンとリジンを豊富に含んだ魚介類や肉、ナッツ、大豆類を摂りましょう。

NG②甘い炭酸飲料の摂りすぎ↓牛乳を飲んでタンパク質を摂取

あなたにお子さんがいる場合、とりわけ身長がぐんぐん伸びる中学生くらいのときには、炭酸飲料やジュースなどの糖分たっぷりの飲み物は控えたほうがいいでしょう。

糖分の多い飲み物の飲みすぎは成長ホルモンの分泌を止めることになってしまいます。

昔、「炭酸飲料を飲むと骨が溶ける」という都市伝説がありました。今考えると、成長ホルモンは骨をつくる働きもあるわけですから、成長期に炭酸飲料を大量に飲むと骨ができにくくなるのは確かです。

おすすめしたいのは牛乳。「糖分ではなくタンパク質を飲もう」という提案です。ただし、牛乳を飲むと下痢をしやすい人は乳糖を消化できない体質（乳糖不耐症）の可能性もあるので、無理して飲む必要はありません。その場合は、甘い飲み物を飲まない努力をするにとどめましょう。

NG③話題のダイエット法→負担の少ないプチ断食程度に

高カロリーのものを食べたあとに、別の食材を摂取して栄養バランスをととのえ、カロリーを帳消しにできるという、帳消しダイエット方法がかつて話題になったことがありました。ただ、**帳消しにするための食材も食べすぎてしまったら、逆効果にな**

る可能性があります。二日酔いの緩和や防止のためにウコンを成分としたドリンクを飲んで、それに安心して飲みすぎてしまい、二日酔いを助長するのと似ています。

また、若返りのためにカロリーを70%くらいに制限する**カロリーリストリクションというダイエット法もありましたが、体のためによくありません。**

というのは、カロリーリストリクションの検証のために行なわれた動物実験では、じつは動物の扱い方が間違っていたのです。実験の際、ケージに入れられ、運動もしないで、ストレスを抱える実験動物は、「かわいそう」という理由で食事は自由に与えられていました。

つまり、実験用の動物が満腹状態で飼われていたため、食べすぎからすでにいろいろな問題を起こしていたのです。その満腹動物に対して、食事の量を2~3割減らした結果、健康状態を取り戻したにすぎません。

カロリーリストリクションを高齢者がすると生活の質を低下させてしまいます。

筋肉からはタンパク質が失われ、骨からはミネラルが失われます。その結果、ガリガリにやせて、お尻の脂肪がなくなり椅子に長く座っていることもできなくなります。

また、体温も低くなって、夏でも暖房が欠かせなくなり、外にも出かけられなくなるなど、生活の質を大幅に落とすことになってしまいます。

断食については、動物実験でよい結果が出たという報告があります。半年や一年に1回、三日間ぐらいの断食をしてよい影響が見られたというものです。

断食は、たしかに活力が出ることはあると思います。

その理由としては、断食をすると体が「生命の危機だ！」と感じ、生き残りのための遺伝子が活性化することが一つ。

もう一つは、胃の壁、小腸の壁が休息できることです。食事によって活動し続けている胃や小腸が休息をとることで、その後、食べ物が入って消化するときに古い細胞も一緒に分解されることで体内が活性化し、リフレッシュされるわけです。

ただし、やりすぎれば副作用があります。人によって頭痛や下痢など、副作用の症状はさまざまなようです。断食道場で一週間過ごす本格的なものもありますが、**二泊三日くらいの「プチ断食」**がよいかもしれません。

Column 6

健康的にやせられる！　医師がすすめるダイエット

メタボを気にしている人で「すぐにやせたい！」ならロカボダイエットがおすすめです。

「ロカボ」とは「ロー・カーボハイドレート：low-carbohydrate（低炭水化物）」を語源とする、北里大学北里研究所病院糖尿病センター長の山田悟氏が提唱しているダイエット法です。

この方法は適正な糖質摂取（一食あたり20〜40g）をすすめていて、炭水化物の摂取量が多く、タンパク質が足りていないことを是正する指導としては、非常に受け入れやすいといえます。「おやつには唐揚げを食べよう」といった具体的なアドバイスをしている点も特徴です。

ロカボには、「非常に厳しい炭水化物制限」と「ゆるやかな炭水化物制限」があり、少し太りぎみ程度の場合であれば後者のやり方でも効果があります。このダイエットで望む体重になったら、ＰＦＣバランスをタンパク質２：脂肪２：炭水化物６の割合に戻します。もともと２：２：６に戻すのがロカボダイエットで、「ゆるやかな炭水化物制限」のほうは2：2：6に近い感じがします。

またロカボダイエットでは糖質が少なく、食物繊維がある程度入っている食材が工夫されています。こうした腸内細菌にもよいロカボの商品は、今やコンビニでも売られています。

5章

「腸」をととのえれば、肥満もストレスもすっきり解消！

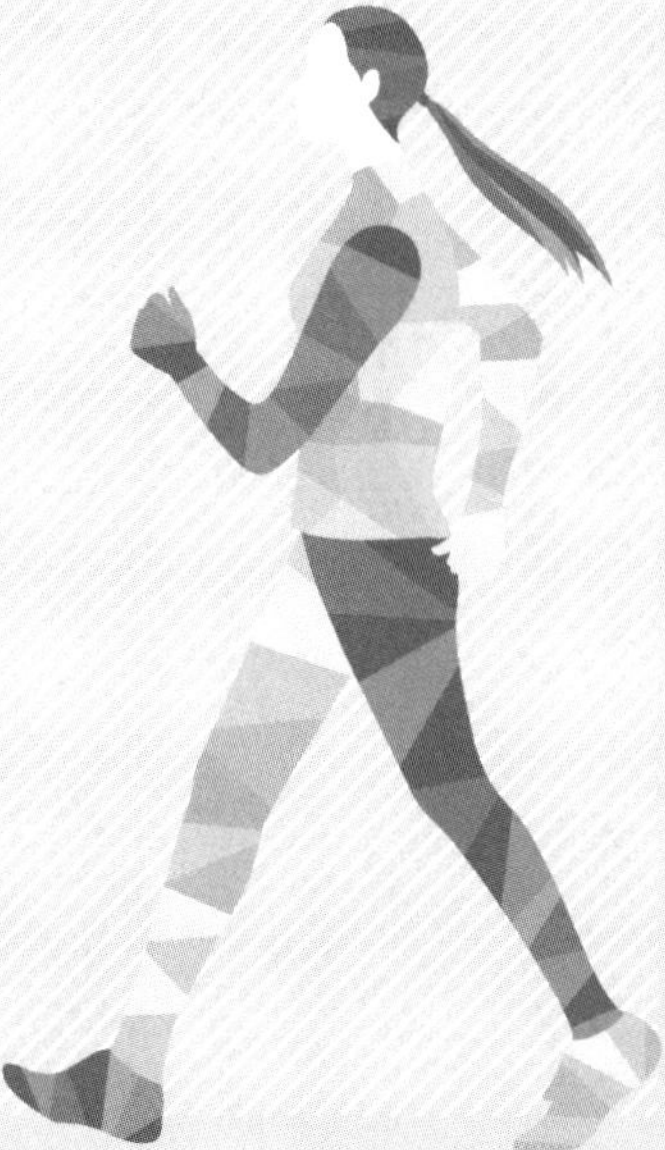

Anti-Aging 1

食べたものがダイレクトに影響！腸内環境は脳につながっている

「腸内環境」が人類に与えた影響

人類は、誕生して以来「腸内細菌とともに生きてきた」といっても過言ではないほど、腸内環境が人の体に大きな影響を与えていることがわかってきました。

「善玉菌」「悪玉菌」という言葉を聞いたことがあると思いますが、「善玉菌の代表ともいえるビフィズス菌を腸内に多く宿《やど》した者たちが生き残ってきた」という印象を持つぐらい、**腸内細菌は人の脳や健康と密接な関係があります。**

人間ではありませんが、とてもわかりやすいのが腔腸《こうちょう》動物です。

腔腸動物の体は、「口があって腸があって肛門がある」といったシンプルな基本構造で、身近なところではクラゲやサンゴなどが腔腸動物です。

腔腸動物は、外から入ってきたいろいろな情報をすべて腸管でキャッチし、脳に伝えます。これを「腸脳相関《ちょうのうそうかん》」といいますが、腸と脳は互いに影響し合っているのです。

食べ物による生活習慣は脳に伝わる

ネズミとネコの動物実験によっても、腸内の情報が脳に影響することがわかっています。

ネズミが食べ物などから「トキソプラズマ」という細菌に感染すると、腸から脳にその情報が伝わり、ネズミはネコを恐れなくなってしまうのです。細菌だって生き残りたい。だから、ネズミの腸に入ったトキソプラズマが「ネコを恐れるな」という命令を脳に下す、というわけです。

ネコを恐れなくなったネズミはネコに食べられる。すると、今度はネコがトキソプラズマに感染する。そのネコの糞や尿と接したネズミが再び感染する。こうして細菌は、ネズミとネコを行ったり来たりしながら生き延びます。

ハエによる実験もあります。ハチミツで育てたハエと、ふつうの砂糖で育てたハエを混《ま》ぜて交配させると、ハチミツで育ったハエ同士、砂糖で育ったハエ同士のペアができます。通常であれば、このように必ず同じ仲間同士で増えるのです。

ところが、ハエの腸内細菌を全部ブロックしてしまうと、それがなくなってしまいます。つまり抗生物質を使って腸内細菌を全部殺し、ハエの腸内細菌がいなくなった状態で同じ実験をすると、ハチミツでも砂糖でも、育った環境とは関係なく交配するようになるのです。こうした実験から、**食べ物による生活習慣は腸内細菌によって体に「情報」として伝わり、脳にまで伝わっていく**ことがわかりました。

ネズミの赤ん坊の実験では、抗生物質によって腸内細菌がいない状態にすると、脳神経の発達が悪いこともわかっています。腸内細菌の情報が脳の発達に影響しているのです。

なぜ幼児に辛いものは厳禁なのか？

腸内にはさまざまな菌がいますが、幼少時に腸管の神経を破壊してしまうと、菌がつくった情報が腸管から脳に伝わらなくなり、脳が発達しなくなります。

幼少時に気をつけたいのは、唐辛子に含まれている**カプサイシン**です。

唐辛子はある程度の量であれば辛《から》みを感じるだけですが、**量が多いと知覚神経が破壊されてしまいます。**そして、知覚神経が破壊されると腸管からの情報が脳にいかなくなるのです。

ここから得られる結論は、**子どもに大量のカプサイシンが入った辛い料理を食べさせるのはよくない**ということです。

とくに幼稚園に上がる前の乳幼児が食べると腸脳相関が破壊されてしまいます。親がいわゆる〝激辛好き〟だと、そういった料理を食べる機会も増える可能性が高いので注意してください。また、激辛カレーを得意になって食べている若者も要注意です。

単にカプサイシンによって味覚が麻痺しているだけなのですから……。

「悪玉菌」を減らすには

腸内にはさまざまな菌がいると述べましたが、大きく分けると三種類います。まず善玉菌、悪玉菌、そして、善玉でも悪玉でもない日和見《ひよりみ》菌です。

母乳で育った赤ちゃんの場合、ビフィズス菌を代表とする善玉菌が、腸内細菌の70～80％を占めています。とてもよい状態です。

それが幼稚園児になり、小学生になるにしたがって、善玉菌の割合がゆるやかに下がっていきます。

さらに善玉菌の比率は中学、高校、成人になる過程でぐっと下がり、中高年ともなるとさらに下がります。

中高年で見ると、善玉菌、日和見菌、悪玉菌の割合は2：7：1くらいになります。

乳幼児、赤ちゃんには悪玉菌はないので、善玉菌7：日和見菌3：悪玉菌0くらいの割合です。そのうちバランスが崩れて、平均して2：7：1くらいになります。

さらに、健康に配慮していない生活をしていると、50代になって腸内は善玉菌1：日和見菌8：悪玉菌1のような極端に悪い割合に変わっていきます。善玉菌と悪玉菌がそれぞれ1割くらいです。

一番多い日和見菌は、健康なとき（善玉菌が優勢のとき）は善玉菌に味方し、悪玉菌の発生を防いでくれます。

しかし、体力が弱って善玉菌が少なくなると、日和見菌は弱い毒性を人体に排出します。その時々の強いほうに味方する、まさに「日和見」な菌なのです。

ですから、**善玉菌を増やすことが日和見菌を味方につけることになり、結果として悪玉菌をやっつけることになる**のです。

Anti-Aging 2

ストレス太り、中年太りは「腸」で防ぐ！

善玉菌には、乳酸菌、ビフィズス菌、フィーカリ菌、バクテロイデス菌、プレビウス菌、クロストリジウム・ブチリカムといったものがありますが、これら善玉菌の役割は、**①乳酸、②酢酸、③酪酸《らくさん》、④プロピオン酸**という四つの酸をつくることです。

エネルギー代謝を活発にする「短鎖脂肪酸」

ビフィズス菌は「酢酸」と「乳酸」をつくる菌で、人間にとって最大の味方です。乳酸菌は文字どおり「乳酸」を、フィーカリ菌やクロストリジウム・ブチリカムは「酪酸」をつくります。そして、腸内に多く存在するバクテロイデス菌は「プロピオン酸」をつくります。

これら四つの酸は「短鎖《たんさ》脂肪酸」といいますが、最近になって、短鎖脂肪酸が人間の体にとって重要な働きをしていることがわかってきました。

それは、人のエネルギー代謝においての役割です。

私たちは食事を通してさまざまなものを食べます。それが「食道→胃→小腸」を通って大腸にいきます。そして大腸で善玉菌が短鎖脂肪酸をどれだけつくるかによって、およそどれくらいエネルギーを摂取したかがわかるようなシステムになっているのです。

善玉菌が短鎖脂肪酸をたくさんつくれば、食料をたくさん摂取したことを体が認識し、エネルギー代謝が活発になります。

しかし、いくら食べても善玉菌がいない場合、腸内で酢酸、酪酸、乳酸ができません。このため、体は「ああ、食べていないんだな」と認識してしまい、エネルギー代謝の活性が上がらないので太ってしまうわけです。

つまり、腸内の善玉菌によって、「食べた情報」「エネルギー情報」が体に伝わります。そこで、心拍数が上がったり、体温が上昇したり、基礎代謝が上がったりという調節ができるのです。

このため、**腸内に善玉菌がたくさんいれば肥満を防ぐことができる**というわけです。

脂肪細胞が脂肪細胞を呼ぶ悪循環

143ページで「**動物性脂肪依存症**」について取り上げました。

脂肪細胞は自分の仲間を探したがるので、人間が運動するのをやめさせ、怠けさせ、どんどん脂肪細胞が増えるようなことをします。

脂肪細胞が脂肪細胞を呼んで、ますます動物性脂肪を食べたくなるようにさせるのです。さらにスナック菓子やチョコレートといった特定の食品を過剰に食べたくなってしまう「**食物依存症**」になったり、「**ストレス太り**」になったりするリスクも高まります。

なぜ、脂肪細胞は自分の仲間を探したがるのか。これこそ腸脳相関が原因です。

脳の視床下部には「メタボ報酬系」という、食べ物と密接に関係している場所があります。人は食べ物を食べると「うれしい！」と感じます。そこで報酬として体を活性化させ、いろいろな基礎代謝に影響します。そのメタボ報酬系による欲求で食べたものが悪さをするのです。

悪さというのは、動物性脂肪ばかりを食べることによって、メタボ報酬系の細胞に**ERストレス（小胞体ストレス：Endoplasmic reticulum stress）**という負荷がかかかり、細胞の負担になってきます。すると運動をしたくなくなります。

ER（小胞体）は細胞内に入ってきた古いタンパク質を分解するところです。そこにたくさんの脂肪が入ってくると、分解しきれなくなって負担になります。それがERストレスです。

また、ERは動物性脂肪がさらに好きになるという悪さもします。ですから肉などの脂肪分を食べれば食べるほど、動物性脂肪が好きになります。「フライドポテト食べたい症候群」です。

ラットでもマウスでも動物性脂肪だけの餌《えさ》で育てると、動物性脂肪の多い餌ばかり好んで食べるようになります。

加えてそのネズミは怠け者になります。回し車のような遊び場をつくっても、まるで回転数が上がりません。

若い頃であれば筋肉量や褐色脂肪細胞もそれなりにあるので、ＥＲストレスを抱えても即「肥満」という状態にはならないのですが、中高年になるとＥＲストレスに対する抵抗力が弱くなるので、いわゆる「中年太り」になりやすいのです。

Column 7

妊婦のダイエットと腸脳相関

妊娠中の健診で、「10kg以上は太らないように」と忠告される女性もいると思います。しかし、そこで無理なダイエットをすると、生まれてきた子どもは肥満になりやすいともいわれています。

というのは、妊娠中のダイエットによって、お腹の赤ちゃんに十分な栄養がいかないと、赤ちゃんは「生まれてくる世の中は、栄養不良の世の中かもしれない。これは気をつけないと」という判断をし、こうして生まれた赤ちゃんは、なんでもため込むようになってしまい、肥満になりやすくなるのです。

これは「ゲノム修飾」といって、環境（母親のやっていること）によって胎児の中のゲノムが修飾され、節約遺伝子、倹約遺伝子が活性化するというものです。「腸から入った情報が脳に伝わる」という意味では、そこには神経の伝達もあれば、遺伝子情報を介しての伝達もあるので、こうした現象も「腸脳相関の一つである」といえそうです。

Anti-Aging 3

脂肪依存も運動嫌いも食事で治せる！

脳に作用して体質を変える「玄米食」

腸脳相関をコントロールする方法もあります。その一つが、145ページでも取り上げた玄米を食べることです。

白米（精白米）は、ほぼ、でんぷんの塊《かたまり》で、脂分がほとんどありませんが、米の「ぬか」の部分には脂分があります。玄米の胚芽《はいが》の部分に含まれている脂であるγ《ガンマ》-オリザノールという成分を摂ることで、脂肪依存や運動嫌いになるという情報を断ち切ることができるのです。

これは琉球大学の益崎裕章教授の実験で証明されています。前項でも述べたように、ネズミに脂肪食を投与して脂肪食を好きにさせると、怠け者になります。そこで、そのネズミにγ-オリザノールを投与すると、脂肪依存、続いて運動嫌いが断ち切れることがわかりました。γ-オリザノールがメタボ報酬系に作用して、運動も少しはやるようになるし、脂っこい食べ物も好まなくなるのです。

しかし、玄米はよく噛まないと消化不良になりやすく、そうなると腸内の異常発酵で悪玉菌が増えるので逆効果です。

そこで、前にも書いたように白米に玄米を1割ほど混ぜ、よく噛んで食べるようにします。それに慣れてきたら今度は玄米の比率を2割、3割、4割と少しずつ上げていくことで、玄米を取り込める体に変わるのです。

玄米食にすると、栄養の問題だけでなく、「ゆっくり噛んで味わう習慣」もつくので、少量でも満腹になり二重の効果があります。

玄米が苦手な人は、γ-オリザノールを成分とした植物油も市販されています。米ぬか油、米油の中にはγ-オリザノールが豊富に含まれているので、次善の策としてこれらの脂（油）を利用してみるのもいいでしょう。

Anti-Aging 4 腸内環境をととのえる習慣——善玉菌を増やせばいいことずくめ

乳酸菌は「死んでいる菌」でも効果あり！

善玉菌の代表格といえば、乳酸菌やビフィズス菌です。乳酸飲料やヨーグルトを飲食すれば、腸内の善玉菌を増やすことができます。

そういった食品に含まれている乳酸菌やビフィズス菌は、生きた菌がそのまま入っているものもありますが、多くは死んでいる菌です。ただし、たとえ**死んでいる善玉菌であっても、それを摂取することによる効果はあります。**

その一つが**免疫力を上げる効果**です。善玉菌がほかの菌に対して**「自然免疫」**という力を発揮します。

たとえば、私たちが東南アジアに行き、現地の生野菜サラダなどを食べると下痢を起こすことがあります。現地の人は自然免疫を持っているので現地の菌に慣れていて、下痢をしませんが、日本人はすぐにやられてしまいます。

このような場合、渡航する前に善玉菌である**「乳酸菌製剤」**を摂って腸内をととのえておくと、下痢などをある程度防ぐことができます。

乳酸菌製剤とは、生きた乳酸菌を乾燥させ、でんぷんなどと混合させて粉末や錠剤にした薬剤のことで、主に整腸剤として利用されるものです。

ほかにも、善玉菌の生育を助けるということでは、**納豆、漬物、麹《こうじ》、味噌といった発酵食品を摂る**と善玉菌が育まれます。これらの食品には便秘を改善する効果もあります。

また、乳酸菌全体として、**アトピーなどのアレルギーを減らして緩和するような免疫反応の強さを調整する機能**があります。

スーパーやコンビニへ行くと、いろいろな機能をうたった乳酸飲料やヨーグルトが販売されていますが、今後はさらに、「太りにくくなる」「短鎖脂肪酸（乳酸、酢酸、酪酸、プロピオン酸）をよくつくる」「免疫力をアップする」といった、機能を強調する乳酸菌食品が増えていくことでしょう。

食物繊維が善玉菌を増やしてくれる

先ほど、発酵食品が便秘改善につながると述べましたが、便秘の要因として食物繊維の摂取が少ないことが挙げられます。そもそも食物繊維の摂取が少ないこと自体が、善玉菌が少なくなってしまう要因になります。

便秘で腸内に便が長くとどまると、水分がどんどん失われ、ますます便秘の状態が長引きます。こうなると、善玉菌にとってはさらに不利な環境になってしまい、日和見菌や悪玉菌が増えて悪さを始めます。

根本的には、食物繊維を日頃の食生活などによって地道に摂ることが便秘改善のベースになります。

「食物繊維を摂る＝善玉菌にとってよい環境になる」からです。

「便秘薬に頼りっぱなし」ではなく、食物繊維を摂って腸内の善玉菌を居心地よくし、便が長くとどまらない環境をつくりましょう。

また、食物繊維の摂取量は肥満に大きく影響します。腸内細菌の善玉菌が減ることは、中年太りの大きな要因にもなっているので、この点でも要注意です。

善玉菌を増やしてストレス解消

そのほか、心身ストレスが過剰になると下痢や便秘を起こしやすくなり、腸内細菌のバランスに乱れが生じます。腸内の悪玉菌が増えて善玉菌が減ると、不安症状を起こしやすくなります。逆に、善玉菌が増えるとリラックスできるのです。

すなわち、**情報の伝わり方は「脳↓腸」「腸↓脳」と両方ある**わけです。

いずれにせよ、腸内細菌のバランスを保つことは身体全体の健康維持・増進につながるのは間違いのないことです。

腸脳相関〜腸から脳へ、脳から腸へ

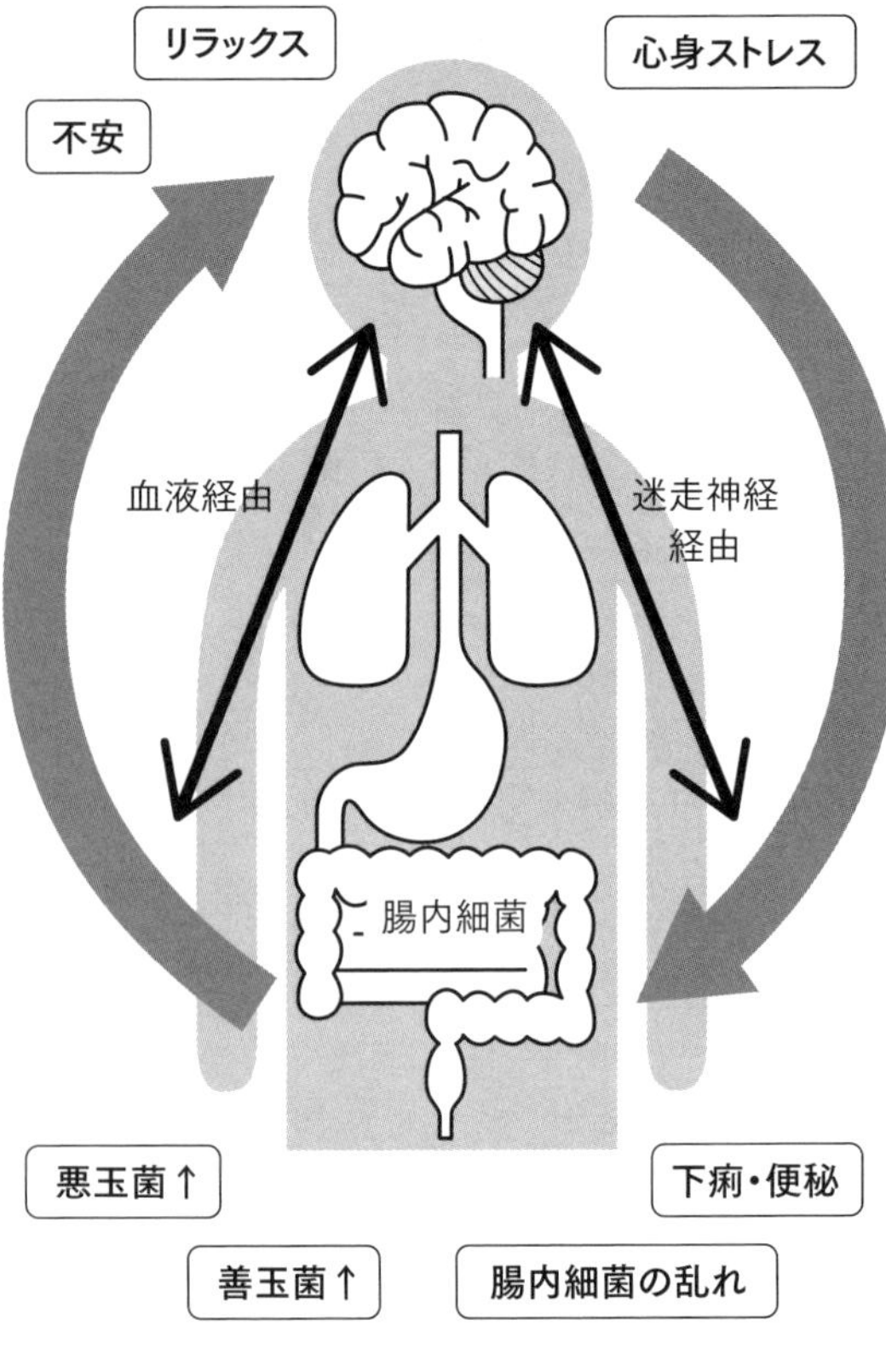

Column 8

腸脳相関——食べたものが「好み」を決める

全国の小・中学生に「自分の町が好きですか？」というアンケート調査が行なわれたことがあります。その結果、高知県南国市がトップに、2位は新潟県の町でした。

地域としては大きく離れているこの二つの町が、なぜ突出して「好き！」の1位、2位になったのか、その理由がわかりませんでした。

高知県の南国市は小さな町で、海沿いにあり、そこには農協と漁協がありま す。市と農協や漁協が協力して、地場の米や野菜、魚を学校に納入しています。学校には炊飯器もありますから、子どもたちは自分たちの町で採《と》れた米や野菜、地引網で獲《と》れた魚を食べています。田植えや漁も手伝います。

自分たちが関わったものを食べているうちに、自分の町が好きになり、いじめも減り、成績も上がりと、いろいろなよい効果があったそうです。2位の新潟県の町も地場のものを幼少時から食べていたそうです。

これらのことから導かれた結論は、「地元のものを食べていると、自分の町が好きになる」ということでした。

私は、これも一種の腸脳相関ではなかろうかと考えています。食べたものの情報が脳にいき、自分の育った環境が好きになる。3~10歳の頃までに食べたものは、大人になってもずっと覚えています。これも腸脳相関でしょう。

日本食を食べていれば日本が好きになる――。人間というのは、そのようにできているのかもしれません。

6章

健康診断だけではわからない、危険なシグナル

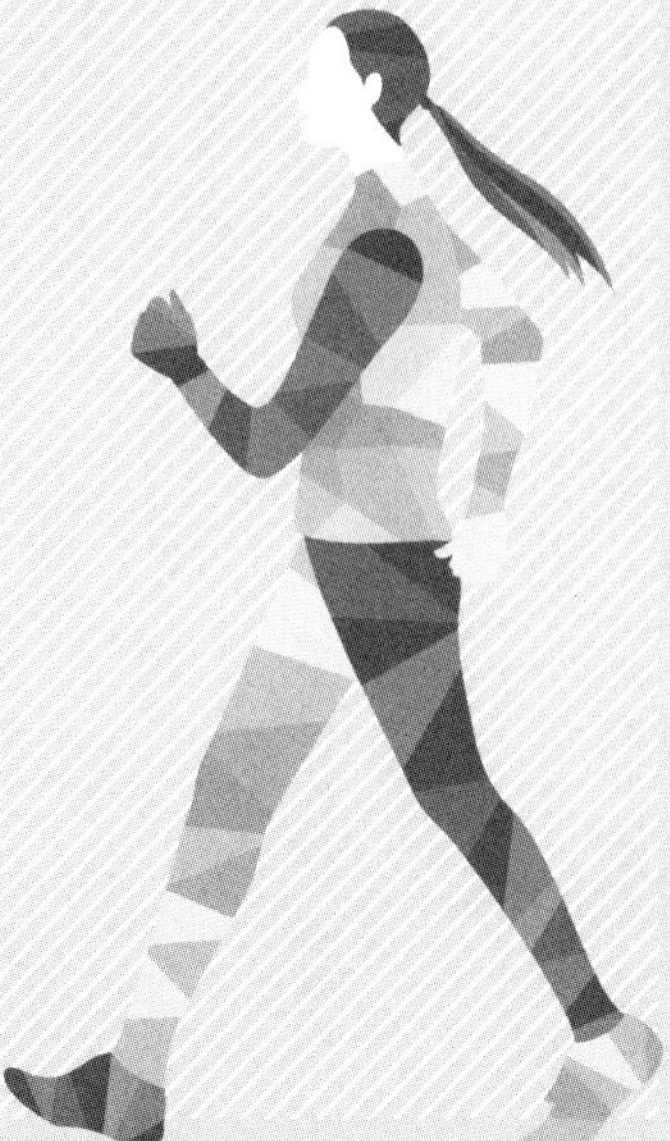

Anti-Aging 1

老化をはかる「アンチエイジング・ドック」でわかること

「健康診断」や「人間ドック」とは何が違う？

私たちが定期的に受ける健康診断や人間ドックは、医学の中の「予防医学」によるものです。もう少し正確に述べると、健康診断の目的は生活習慣病の防止、人間ドックはがんの早期発見・予防にあります。

予防医学には一次予防、二次予防、三次予防がありますが、**健康診断は二次予防に該当**します。病気の早期発見・早期治療に結びつけるのが、その役割です。

では、一次予防とは何かというと、健康を増進して病気にならない体をつくることです。「食育・知育・体育」などによって生活習慣を改善し、健康増進をはかります。

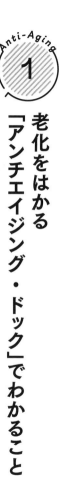

三次予防は、一度かかってしまった病気に対し、元の体に戻すためのリハビリです。たとえば、「脳梗塞で麻痺してしまった体を元の状態に戻す」などは三次予防です。

健康診断や人間ドックはおなじみかと思いますが、このほかに**「アンチエイジング・ドック」**というものがあります。

これは、人間ドックをさらに進化させたもので、**「老化も病気ととらえて早期に発見し、早期に治療し、そして、生活習慣の改善につなげる」**ものです。

アンチエイジング・ドックでは、人間の機能年齢の衰えを早期に発見して、それを治すことによって体のバランスをとっていくことを提唱しています。

通常の健康診断や人間ドックの項目にはない、「筋年齢」「血管年齢」「神経（脳）年齢」「ホルモン年齢」「骨年齢」の五つを測定します。

1章で五つの機能年齢を調べましたが、これはあくまで「問診」という形での簡易診断でしたが、実際のアンチエイジング・ドックでは、これらの機能年齢を精密な医療機器を使って調べあげます。

さらに、老化を促進する危険因子である「免疫ストレス」「酸化ストレス」「糖化ストレス」「心身ストレス」「生活習慣」の測定も行ないます。

ふつうの人間ドックでは見つからない危険因子を見つけるのが「アンチエイジング・ドック」です。

健康診断の血糖値検査で調べていること

健康診断で調べるのは、**血糖関係では空腹時血糖とヘモグロビンA1c《エーワンシー》（糖化ヘモグロビン）**です。

血糖値は食前と食後で変わりますが、健康診断では空腹時に正常な血糖値の範囲に入っているかどうかだけを調べています。ヘモグロビンA1cというのは、血糖値変化のおよそ三〜四週間の平均値です。その数字を見て糖尿病かどうかを評価します。

糖尿病は万病のもとです。糖尿病になると動脈硬化が進み、脳梗塞や心筋梗塞に至りますから、何はともあれ糖尿病にならないことが重要です。

しかし、健康診断でのヘモグロビンA1cだけでは「空腹時以外のときはどうなのか？」や「急激な血糖値上昇の心配はないのか？」といったことはわかりません。

そこで登場するのが、健康診断での空腹時血糖とヘモグロビンA1cの数字に加えて、**老化に関与する物質であるＡＧＥｓ（終末糖化産物）の蓄積量のチェック**です。

3章で取り上げた糖化ストレスの影響を見ていくわけです。


ちなみに、空腹時血糖やヘモグロビンA1cの数値は、糖尿病だけでなく、脳梗塞や心筋梗塞が実際に起こる確率との間にも相関関係がありますが、空腹時血糖よりも**ＡＧＥｓのほうが脳梗塞等との相関関係が強い**といえます。

具体的にいうと、ヘモグロビンA1cが「7」の場合、立派な糖尿病といえますが、たとえ7であっても糖尿病になる人とならない人がいます。

その差は何かというと、ヘモグロビンA1cがさらに進行してAGEs化することのほうが合併症を引き起こすことに直結しているためです。

つまり、AGEs化の有無、糖化ストレスの強弱で差が出てくるのです。

過度な運動は「酸化ストレス」のもと!?

もちろん糖化ストレスだけでなく「酸化ストレス」も問題です。酸化ストレスに強くさらされている人としては、次のような人がいます。

①タバコを吸っている人
②紫外線を多く浴びている人
③飛行機のパイロットやキャビンアテンダント
④過度の運動をしている人

ちなみに、③について補足しておきましょう。

成層圏を飛んでいると宇宙線やガンマ線といった放射線を浴びます。それらは人の体に大きなダメージを与えるので、パイロットやキャビンアテンダントは常に酸化ストレスにさらされているのです。

もう一つ、④については意外に思った人もいるかもしれませんね。じつは過度の運動も酸化ストレスが高まります。

以前、某大学の駅伝部の選手の酸化ストレスを測ったことがあります。スポーツのなかでも、駅伝は一番消耗が激しいスポーツといわれているようです。実際に彼らの数値を計測してみると、なんと、一般の人の50～100倍のレベルにありました。

運動をすると細胞のミトコンドリアという部分でエネルギーを生み出しますが、その過程でフリーラジカル（活性酸素）が出てきます。

通常は体に備わった防御機構でフリーラジカルの害を防いでいますが、防ぎきれなくなると酸化ストレスになります。一般の人の中にも酸化ストレスが強い人が隠れているかもしれません。

酸化ストレスは放っておくと遺伝子の損傷につながり、がんの発症率も上がるので要注意です。

Anti-Aging 2

今、健康な人に知っておいてほしいこと
――予防医学としてのアドバイス

こんなとき血糖・血圧はポンと上がる

血糖値は一日のうちでも数値が変動します。一日の血糖値の変化を知りたいときは、二週間くらい持続的に測ることのできる血糖測定装置（アボット社のフリースタイルリブレ）があります。この装置は病院でも貸してくれますし、薬局などで7000〜8000円くらいで買うこともできます。

この装置で一日の血糖値の動きを見ると、いろいろなことがわかります。

たとえば、睡眠をたっぷりとったときの朝食後の血糖値は最高でも140くらいですが、睡眠時間が短いときは、ずっと高くなります。血糖スパイクのリスクが高まっています。

おやつを食べたあともポンと上がります。怒ったときも同様です。このような場合、**血糖だけでなく血圧も上がっている**ことがわかります。

人は、好きな人を振り向かせたいと思ったときには「追いかける行動」をとります。逆に、相手の人は「逃げる行動」をとるかもしれません。

どちらの立場においても、こうした行動はストレスとなるため、アドレナリンとコルチゾルが出ます。アドレナリンは副腎髄質《ずいしつ》から分泌されるホルモンで、ストレス反応の中心的役割を果たしています。コルチゾルはタンパク質や脂質代謝に関与する必須ホルモンです。両方とも血糖と血圧を上げます。

ですから、**何らかの刺激があって、交感神経によってアドレナリンやコルチゾルが出ると血糖と血圧の両方が上がる**わけです。

必要のないダイエットは体を壊す

医師の立場から見て気になるのは、ダイエットのしすぎです。「肥満はいろいろな病気を引き起こすから、その予防を兼ねて」ダイエットをする人もいるようですが、これまでも述べてきたように健康な人の場合、ダイエットの必要はありません。

もともとダイエットというのは、糖尿病患者の治療のために糖尿病の専門医によって行なわれていたもので、肥満外来において肥満の治療法としてあった方法です。

ところが、最近では糖尿病や肥満治療ではなく、一般の人が「見た目をよくするため」にダイエットをしているケースが多くなっています。それは大きな誤りです。

健康な人がダイエットをすると、栄養不足、ビタミン不足、ミネラル不足によって、骨がもろくなったりして、基礎代謝のマイナス要因につながるリスクがあることを知っておきましょう。

なお、本書で紹介しているアンチエイジングに関する情報も、「健康な人がより健康増進を求めるための、あるいは病気を予防するためのアドバイス」と受け取ってください。

もっと「骨」を強化しよう！

骨の強さを判定する指標に「骨《こつ》密度」があります。骨の中のミネラルがどの程度あ

骨を強化して老化防止を！

カルシウム　牛乳・乳製品、小魚、小松菜、大豆製品など

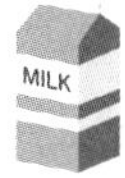

ビタミンD　サケ、ウナギ、サンマ、シイタケ、卵など

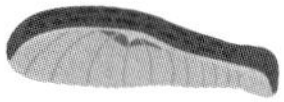

ビタミンK　納豆、ニラ、ブロッコリー、キャベツなど

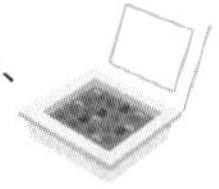

上記の食品を摂取しても、飲酒、喫煙の習慣があったり、スナック菓子やインスタント食品、コーヒーを過剰に摂取すると効果が薄れるので注意しましょう。

るかを測定するのです。私が所属している大学の女子学生を調査してみると、7〜8人に1人くらいの割合で骨密度の低下が見られる人がいます。

原因としては、中学・高校のときのダイエットが影響しているのか、あるいは牛乳を飲まないことなのか、いろいろと考えられます。

ダイエットで食事を極端に制限すれば確実にやせますが、栄養も足りなくなりますし、ビタミン、ミネラルも足りなくなります。すると、骨には確実に悪影響が出ます。骨がちゃんとつくられないのです。

なお、骨密度低下は治療しやすいので治すことができます。

ホルモン分泌の低下に要注意

25〜30歳という若い人でも、ホルモンの分泌が減って**メラトニン**や**DHEA**といったアンチエイジングには欠かせないホルモンが少ない人がいます。

メラトニンは良質な睡眠に不可欠なホルモンで、寝ている間につくられます。また、DHEAは体の炎症を抑えたり、インスリンの働きを助けたりするなど、さまざまな働きを持つホルモンです（メラトニンは7章で、DHEAは次項で詳しく説明します）。

こうしたホルモンの分泌が少なくなると、たとえば女性であれば卵巣機能が弱くなり、少し年齢が上がってから出産を願っても、なかなか妊娠しづらいということが起こります。問題になっている少子高齢化、晩婚化、高齢出産ということを考えると、体に負担のかかるダイエットは見直すべきでしょう。

また、過度なダイエットをすると酸化ストレスや糖化ストレスが強くなり、心身のストレスも強くなって、うつ病寸前の状態になってしまう人もいます。

それとともに免疫力が非常に落ちるので、仕事のパフォーマンスの低下など、悪影響が避けられなくなります。

Column 9

メタボの腹囲はなぜ男性85cm、女性90cm？

お腹をつまんだとき「脂肪がついている」と指で感じるのは、内臓脂肪ではなく、皮下脂肪です。内臓脂肪はその内側にあって色も見た目も卵焼きが詰まっているような感じです。

メタボの「内臓脂肪の基準値」は、おへその位置での腹囲が「男性85cm以上、女性90cm以上」となっていますが、なぜ、このサイズなのでしょうか。

日本肥満学会が1200人の内臓脂肪をCTスキャンで測定して調査したところ、内臓脂肪の面積が100㎠を超えると、それ以下の人に比べて高血糖・高脂血症・高血圧を合併している割合が50％以上高いことがわかりました。

内臓脂肪の蓄積を知るには、本当は内臓脂肪の面積を知りたいところですが、健康診断でCTでの測定は大変です。そこで簡便な方法で代用するために、おへその位置の腹囲を目安にしました。

内臓脂肪の面積100㎠に相当する腹囲は、男性84・4cm以上、女性92・5cmです。そこでメタボの「内臓脂肪の基準値」は男性85cm以上、女性90cm以上となったのです。

女性のほうが5㎝も大きいのは、同じ量の内臓脂肪があるとしたら、女性のほうが皮下脂肪が多い分だけ、おへそあたりの腹囲が大きいからです。

ちなみに、内臓脂肪はどこにたまるのかというと、栄養が過剰だと肝臓で代謝処理できなくなって、その途中の小腸と肝臓の間の「腸間膜《ちょうかんまく》」というところにたまります。

Anti-Aging 3

あなたの「健康寿命」をのばすために

「長生き」できるかどうかが血液検査でわかる!?

先の項目でも少し触れた「**DHEA（Dehydroepiandrosterone）**」は、ホルモンの中でも体内にもっとも豊富に存在するもので、免疫機能の維持、ストレスに対する抵抗力、生活習慣病のリスク低減などに関わっています。そして注目すべきことですが、**血液中のDHEA濃度が高い人は長生きすることがわかっている**のです。

DHEAの濃度は加齢に伴って男女ともに低くなっていきますが、なかでも30歳くらいの若い女性に、かなり濃度の低い人がいます。

こういう人たちにはDHEAを補ってあげないと「妊娠しづらい」「冷え性」「むく

みやすい」「やる気が出ない」といった症状が出てきます。

冷え性の原因にはいろいろありますが、その一つがＤＨＥＡの異常です。

もし冷え性の原因がＤＨＥＡによるものであれば、ＤＨＥＡの経口投与で改善できます。


エストロゲンという女性ホルモンは卵巣でつくられます。40歳くらいになると、だんだんと卵巣機能が衰えて更年期の症状が始まったり、さらに閉経すると卵巣機能が停止するため、女性ホルモンはつくられなくなります。

女性ホルモンがつくられなくなる影響として、加齢とともに現われる症状に、骨粗しょう症、動脈硬化、膣《ちつ》の渇き、尿失禁などがあり、アルツハイマー病の発症にも影響を及ぼしているのではないかといわれています。

女性ホルモンは、動脈硬化を防ぐ作用や破骨《はこつ》細胞の活性化を抑える働きをしているので、閉経によって女性ホルモンがつくられなくなると、どんどん骨が壊れて、骨粗しょう症になりやすくなるのです。

あらゆるホルモンの親玉「DHEA」

DHEAは、人間の体にもっとも多く存在するホルモンです。寿命にも関係しますし、免疫力、ストレスに関する抵抗力にも関係があり、DHEAはいわばホルモンの親玉のようなものです。

ですから私は、**DHEAから「ホルモン年齢」を知る**方法がいいと思っています。というのも、女性ホルモンはDHEAから分かれてできますし、コルチゾルというストレスホルモンも同じような構造です。それだけではありません。DHEAからは、50種類くらいのいろいろなホルモンが出てくるのです。

つまり、親玉ホルモンのDHEAが体内で減ってしまうと、ほかのさまざまなホルモンにも影響します。

閉経後に卵巣で女性ホルモンがつくられなくなると、DHEAを材料にしてつくるしかなくなります。

DHEAについて、すべてがわかっているわけではありませんが、DHEAの血中濃度を測ることは大事です。**寿命やストレスに対する抵抗力、免疫力に間違いなく関係している**からです。

DHEAの血中濃度を測りたい場合は、日本抗加齢医学会のホームページにある認定医療施設に問い合わせてください。

https://www.anti-aging.gr.jp/members/nintei_i/list_shisetu/

費用は8000~1万円程度で、健康保険は適用されません。施設によってはアンチエイジング・ドックに組み込まれていたり、人間ドックのオプション扱いになったりしていて単体では測定できない場合もあります。

なお、DHEAの血中濃度が適正でない場合は、次のような点を心がけましょう。

①運動と筋トレを心がける……運動不足の人は筋肉・筋力不足を是正しましょう。
②しっかり睡眠をとる……睡眠不足を避け、また睡眠の質を高めましょう。
③酸化&糖化ストレスを減らす……酸化や糖化によって生じた老廃物がDHEA産生

細胞に蓄積することがわかっています。

男性は短パンをはいて睾丸を冷やすべし

男性ホルモンの代表格は**テストステロン**です。このホルモンは、主として睾丸《こうがん》（精巣）の間質細胞で生成されます。

このホルモンの作用としては、男性生殖器の生育と前立腺の調整、精子生産を促すといった男性らしさを表わす働きがあります。

脳神経に対しても作用があり、より積極的になる、性衝動が強くなるといった作用があります。このホルモンが増えすぎると、性衝動が強くなりすぎて、攻撃性が増すといった問題が生じる場合があります。

近年はテストステロンが多すぎることよりも、少なすぎることが社会問題になっています。10代から20代にかけてテストステロン分泌が順調に増えればいいのですが、順調でないケースが増加しているのです。

私が小学生の頃は夏でも冬でも毎日半ズボンをはいていましたが、最近は長ズボンをはく子どもが多くなりました。

本来、**睾丸は冷やしたほうがよい**のです。睾丸は股間の部分で体の外にぶらさがっています。これはできるだけ体温の影響を避けるようにするための構造なのです。

不妊治療を行なうクリニックでの調査結果からも、精子形成能力が低下した男性が増加していることがわかっています。私は、「床暖房（オンドルも含む）は男の子の性的発育にはもってのほか」と次世代を担う男女学生たちに指導しています。

男性更年期を防ぐ方法

テストステロン分泌は、40代ぐらいから精巣機能の衰えとともに徐々に減っていきます。そのため、男性は、その頃から性的な機能の衰えを自覚し始めます。

このような状態は**男性更年期**と呼ばれます。性的衝動ばかりでなく、積極性の低下、意欲の低下や抑うつ傾向が見られることもあります。

問題はこの症状が「うつ病」と区別がつきにくいことです。男性更年期の症状にはテストステロンやＤＨＥＡの投与が奏効します。

しかし、本当は男性更年期にもかかわらず、うつ病と診断されてしまい、抗うつ剤を処方されると悲劇が起こります。なぜなら、男性更年期の症状に抗うつ剤の副作用（口渇《こうかつ》・性衝動の低下）が加わるからです。

テストステロン分泌の減少による抑うつ症状に抗うつ剤はまったく無効です。ただでさえ更年期で性衝動が衰え、勃起不全（ＥＤ）になりがちなところに、抗うつ剤が加わり、ダメ押しのごとく完全にＥＤに陥ってしまうでしょう。

「自分がうつ（抑うつ状態）かな」と思ったら、血中のテストステロンやＤＨＥＡを測ってもらいましょう。テストステロンは泌尿器科で測ってくれます。ＤＨＥＡの測定については１９２ページのＵＲＬを参照してください。

「成長ホルモン」は若返りの特効薬

成長ホルモンは、「人の成長に欠かせないもの」とされ、**実際、細胞分裂やタンパク合成を活発化させ、背を伸ばし、筋肉をつくり、骨をつくります。**「背を伸ばし、筋肉をつくり、骨をつくり」と聞くと、10代の人に関係しているように思えるかもしれません。しかし、成長ホルモンは成長期だけでなく、中高年になっても若さや健康のために大切な役割を果たしているのです。

成長ホルモンは、睡眠、食事、運動によって分泌されますが、この成長ホルモンが肝臓に作用して**「IGF《アイジーエフ》-I《ワン》（Insulin-like Growth Factor-1）」**という別のホルモン（セカンドメッセンジャー・ホルモン）になります。

成長ホルモンは直接測ることが難しいため、アンチエイジング・ドックでは、より安定しているＩＧＦ-Ｉで成長ホルモンの量を間接的に測ります。

骨から生殖器まで幅広く影響する成長ホルモンとIGF-Ⅰ

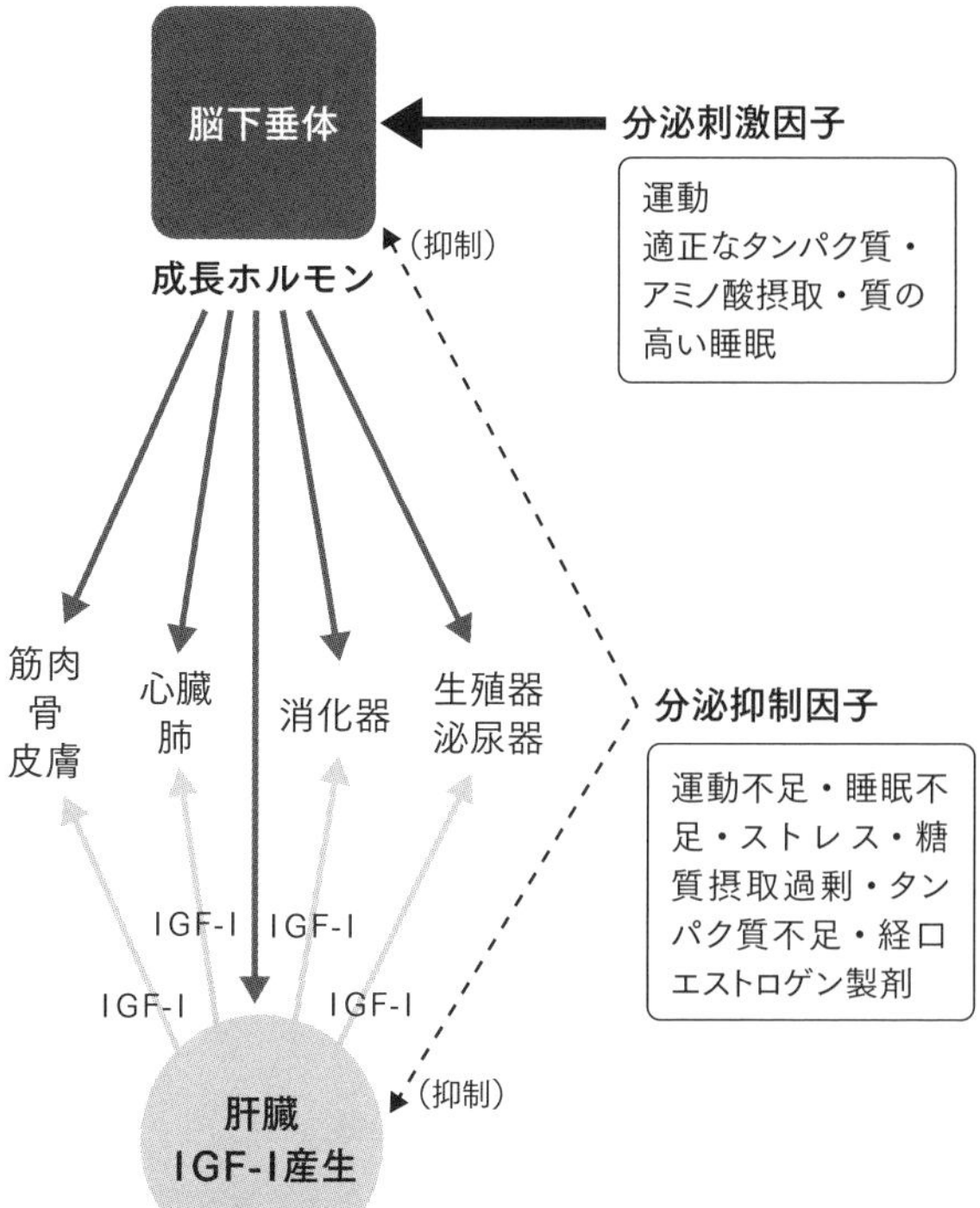

出典：『抗加齢医学入門(第3版)』米井嘉一著、慶應義塾大学出版会(2019)より

成長ホルモンは、男女とも、年齢とともに減っていきます。

さまざまな理由がありますが、まず**タンパク質の不足**によって、成長ホルモンをつくる材料が不足することでできないことがあります。

また、**炭水化物の摂りすぎ**で血糖値が上がると、成長ホルモンの分泌がピタッと止まることもあります。

さらに、**成長ホルモンの分泌は睡眠との関係が深い**と考えられており、睡眠不足、ストレスによる睡眠の質の低下など、睡眠が原因となって成長ホルモンが減る場合があります。

7章

目覚めるごとに元気になる「最高の眠り方」

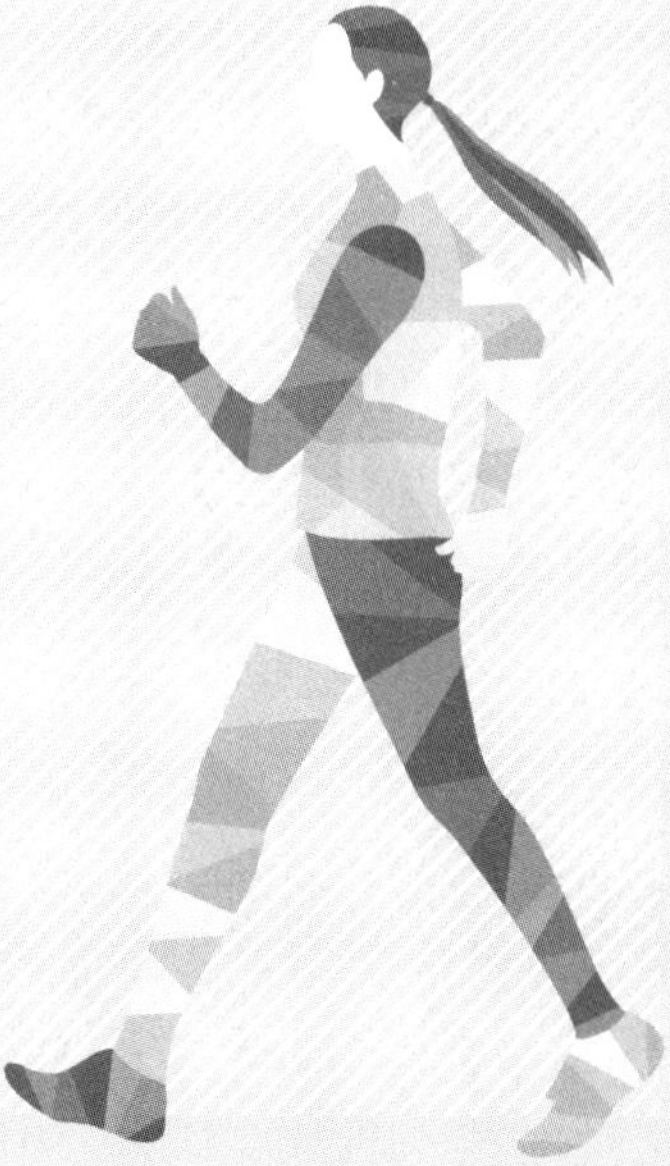

Anti-Aging 1

睡眠中の脳波から考える理想的な眠りとは？

理想的な睡眠時間は「7時間半」

「睡眠は長さよりも質が大事だ」といわれます。たしかに、人生の三分の一は睡眠時間ですから、睡眠が人の体に重要な役割を果たしていることは間違いありません。

その睡眠の役割ですが、まず「睡眠中に脳波がどう変わるか」というところから押さえておきましょう。

睡眠にはレム睡眠（Rapid Eye Movements：急速眼球運動）とノンレム睡眠があります。

レム睡眠は「夢を見ている状態」です。夢を見ているときは、本人の目が動いてい

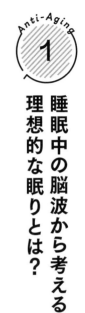

ます。これがレム睡眠です。

一方、**ノンレム睡眠は「ぐっすり眠っている状態」**のことです。脳は起きていませんし（覚醒していない）、目も動いていません。

ノンレム睡眠ではシータ波（脳波の一つ）が出始めて眠りに入り、その後にデルタ波（これも脳波の一つ）が出てくる頃が一番眠りの深い熟睡状態です。

この段階を過ぎると、またシータ波が出てきて眠りが浅くなります。目の覚めやすい「夢」を見ている状態（＝レム睡眠）になります。このサイクルが短い人で70分、平均すると90分くらいです。

一般に、このサイクルをひと晩に4～5回くり返します。

今、1サイクル＝90分とすると、4サイクルで360分（6時間）になります。

もし5サイクルだったら、7時間半くらい。私は5サイクル睡眠というのが理想的な睡眠だと思っています。

ただし、同じ5サイクルといっても、年齢によって1サイクルあたりの時間が違います。

新生児の睡眠サイクルは40〜60分、3〜4歳で60〜80分、5〜10歳で大人と同様の90〜110分くらいの周期になります。1サイクルの時間は加齢とともに短くなり、高齢者は80分ほどです。

個人差もありますが、子どもは5〜6サイクルで8〜9時間も眠ることができ、若い人は5サイクルで7時間半〜8時間、50〜60歳になってくると、7時間ほどになります。

睡眠導入剤の是非

私たち医師は、脳波からその人の置かれた情報をつかむことがあります。

たとえば、交通事故にあった患者さんに対して脳波の検査をします。この検査は「目が覚めている状態（眠っていない状態）で脳に損傷がないかどうか」を調べるものです。しかし、患者さんの脳波にシータ波（浅い眠りに入るサイン）が出てくることがよくあります。そこで、医療関係者は「眠ってはいけませんよ」と声をかけます。

そして、患者さんがハッと起きるとシータ波は消えます。

ちなみに、脳波には「アルファ波」や「ベータ波」というものもあります。アルファ波は、リラックスしているとき（副交感神経系が優位なとき）に出る脳波です。一方、ベータ波はふつうの意識状態（覚醒モード）、あるいは緊張状態（戦闘モード）にあるとき（交感神経が優位なとき）に出る脳波です。

これらの脳波から睡眠の質を見抜くこともあります。

最近は「睡眠導入剤を処方してください」という睡眠障害ぎみの人も多くなっているので、お医者さんも深く考えずに処方しているケースがあるようです。

ただ、眠れない人の睡眠の治療に睡眠導入剤を投与すると、脳波が変わってしまいます。睡眠導入剤を使った人特有の脳波になってしまうのです。つまり、脳が昏睡《こんすい》状態に近くなるため、起こされたときに意識がもうろうとしたり、覚醒するのに苦労したりするようになります。

とくに抗不安薬系のベンゾジアゼピンの睡眠導入剤を使うと、たしかに眠ることはできるのですが、眠りの質が違うようです。というのは、そのような患者さんの脳波を見ると、「異常」といってもよいレベルの非生理的な脳波になっているからです。

どのような脳波になるかというと、ノンレム睡眠の深い眠りの段階に表われるデルタ波が減ってしまい、**「ベンゾジアゼピン速波」**とよばれる異常脳波になるのです。このため、「これは睡眠導入剤を服用している患者だ」と一瞬で判断できるのです。

とはいえ、私自身、夜間のフライトなどで眠らないと体力がもたないときには睡眠導入剤のお世話になります。ただ、睡眠の質にはふだんから十分に気を配っているので、**睡眠導入剤を使った睡眠は「完全な眠り」とはいえない**ことを実感しており、極力頼らないように努《つと》めています。

Anti-Aging 2

ぐっすり眠り、すっきり目覚める！「若い頃の睡眠」に戻れるか

睡眠の質を上げるホルモン

「メラトニン」という睡眠に深い関係を持つホルモンがあります。

このメラトニンは、医師による処方が必要な薬としても存在しています。メラトニンはもともと人間の体内にあるものなので、薬として飲んでも脳波に異常な波形が出ることはありません。

昨今、睡眠障害は子どもにも増えています。子どもが睡眠障害になった場合、多くの小児ドクターは安全性が高いメラトニンを処方します。

このメラトニンは99・999％という高い純度を持つ「実験用試薬」です。

2020年より、小児の神経発達症（自閉症スペクトラム障害やADHDなど）に保

険適用になりました。本来は医薬品ではないけれども、日本では医薬品に指定されており、子どもの睡眠障害を治療するために必要な薬であることを親に納得してもらい、承諾を得たうえで処方しています。

メラトニンはサプリメントではないので、アンチエイジング（抗加齢医療）を実践する医療機関から処方を受ける必要があります（そのため大人の場合は保険が利《き》く睡眠導入剤を処方してもらうのが一般的です）。

年齢を重ねていくとノンレム睡眠（熟睡）の時間はあまり変わらないのですが、眠りの浅いレム睡眠の時間が減っていきます。

夢を見るのは、主にレム睡眠のサイクルです。

それまでメラトニンを飲んでいなかった大人にメラトニンを処方すると、「若い頃のように夢を見るようになりました」という人がたくさん出てきます。**メラトニンを処方されたことでレム睡眠の時間が増え、若い頃のような睡眠状態に戻る**ので夢を見るようになるのです。

Anti-Aging 3

なぜ睡眠不足は肌に表われる？――肌の老化と睡眠の関係

肌の新陳代謝が活発になるタイミング

本書では、「成長ホルモン」についてたびたび取り上げていますが、成長ホルモンは脳下垂体から分泌され、肝臓を刺激することで「ＩＧＦ-Ｉ」という別のホルモンの分泌を促します。

成長ホルモンとＩＧＦ-Ｉは幼児期からしだいに分泌量が増え、成長期にピークに達し、その後、年齢とともにＩＧＦ-Ｉの分泌は減少します。

睡眠は成長ホルモンの分泌に関係しており、とくにノンレム睡眠の2サイクル目が重要です。というのは、**2サイクル目（入眠から3時間）は眠りが一番深くなり、このときに成長ホルモンの分泌がピークになる**とされているからです。また、皮膚の細胞分裂ももっとも活発化するので、**全身の肌**に影響します。

睡眠障害や過労で睡眠不足の状態が続くと、だいたい四～六週間後に悪影響が出ます。というのは、肌の細胞の分裂増殖が表面までくるのに四～六週間かかるからです。それから垢になって皮膚から脱落するのが、その後の二週間です。**現在のあなたの肌の状態は、四～六週間前のあなたの睡眠状態を表わしている**ことになるのです。

睡眠時間だけでなく「睡眠時刻」が重要

成長ホルモンがもっとも大量に分泌されるのは睡眠時です。「寝る子は育つ」というのはそのとおりです。ただし、睡眠の長さだけでなく、眠る時刻も重要です。

たとえばひと晩中、ずっと起きていて、朝7時から午後3時くらいまで眠ると、どうなるでしょうか。たしかに、睡眠時間は8時間ですが、成長ホルモンの分泌量は、夜11時から朝7時まで寝た場合に比べると、半分以下になります。

つまり夜の時間にしっかり眠っているかどうかが、成長ホルモンの分泌にとって大きな問題なのです。

Anti-Aging 4

自然にすーっと気持ちよく眠りに落ちるコツ

人の体には25時間周期の体内時計があって、体内時計をリセットするのがメラトニン、体内時計にしたがって分泌されるのがコルチゾル（ストレスホルモン）です。

寝るときの部屋は「真っ暗」がいい

メラトニンは明るさや暗さによって制御されています。昼間は明るいため、メラトニンは分泌されません。それが夕方になって暗くなってくると、少しずつメラトニンが分泌されるようになり、夜になって眠るともっとも多く分泌されます。

つまり、**メラトニンは「明るさ」「暗さ」に影響される**ため、部屋を明るくしたままで寝てしまうと、目を閉じていても光を網膜で感じ、メラトニンの分泌が止まります。

子ども、とくに赤ちゃんの場合は頭蓋骨《ずがいこつ》が薄いため、頭蓋骨を通して光を感じてしまいます。お子さんが誕生したばかりのご家庭ではとくに、**赤ちゃんの睡眠の質を守るためにも夜は部屋を暗く**してあげないといけません。

「寝る前の運動」には要注意

コルチゾルは副腎皮質から分泌されるホルモンで、朝から分泌量が徐々に上がってきて、夕方になると少しずつ下がってくるというパターンをくり返しています。

コルチゾルの分泌が高い状態で眠ると、成長ホルモンの分泌は抑制されます。これは体内時計によってリズムが決められているからです。

また、ストレスがかかるとコルチゾルが分泌されますから、寝る前に激しい運動をしたり、気持ちが高揚したりすると、コルチゾルの分泌が上がってしまいます。結果として、眠りは浅くなり、成長ホルモンも分泌されにくくなります。

眠る前の運動は、軽いストレッチ程度にとどめておきたいものです。

Anti-Aging 5

「体内時計」をリセットして、眠りの質を上げる

睡眠に影響する三つのホルモン

前項で述べたように、睡眠に深い関係があるホルモンは、**「成長ホルモン」「メラトニン」「コルチゾル」**の三つです。そして、制御方法も三種類あり、まとめると次のようなパターンがあります。

①成長ホルモンは睡眠によって分泌される
②メラトニンは暗くなると分泌される
③コルチゾルは分泌のリズムが決まっている

この三つのパターンで共通しているのは「体内時計が狂った状態で眠るのはよくない」ということです。**体内時計にしたがって眠るのが三つのホルモン（成長ホルモン、メラトニン、コルチゾル）の分泌を正常に保つ**ことにつながります。

起きたらすぐ「朝の光」をしっかり浴びる

では、体内時計はどうやって調整したらよいでしょうか。

睡眠中のメラトニンの分泌を促すためには、**朝、太陽の光を浴びる**ことによって、メラトニンの分泌を止めることです。

1回、ピタッとメラトニンの分泌を止めることで、体内時計が「朝」にリセットされ、それで14時間後ぐらいに眠くなり、またメラトニンが分泌される、という体内時計のリズムが生まれるのです。

ちなみに、私は眠るときにはアイマスクを使っています。朝起きたときにアイマスクをパッと取ると、朝の光がとてもまぶしく感じます。それによって寝ている間に分泌していたメラトニンをパッと止め、「朝」のモードに変えるのです。

朝、光を浴びることを老人ホームの全員でやっているところもあります。その老人ホームでは大手の家電メーカーと組んで、数十万ルクスという明るい部屋を特別につくり、朝、7時~7時半くらいに全員を集め、30分ほど光を浴びてもらっています。

その明るい環境で食事をとることによって、また夜眠るときにメラトニンが出るようになります。

メラトニンの分泌が、「昼間低くて夜高い」というような分泌レベルの差を**「メラトニン振幅《しんぷく》」**といいます。このメラトニン振幅は、若い人の場合は大きいのですが、加齢にしたがって徐々に小さくなっていきます。

たとえば、認知症の方がたくさんいらっしゃる老人ホームでは、夜間徘徊《はいかい》や昼夜逆転などが起きやすい状態です。昼間ずっと寝ていて、夜中になって歩きだす高齢者のメラトニンの分泌を見てみると、メラトニン振幅がほとんどなく平坦で、メリハリがありません。昼と夜の区別がなくなっているのです。

「明るいとき」と「眠っているとき」のメラトニン振幅の差が、ある程度確保されていることが重要です。メリハリなく平坦になっていてはいけません。

寝る前にスマホを見るのは最悪の行為

目の網膜が光を感知すると、朝や昼と勘違いしてメラトニンの分泌が抑制されます。ですから、成長ホルモンのところで述べたように、**眠るときには「光を避けること」が重要**です。

寝るときには部屋を真っ暗にしたほうがいいし、それが無理であればアイマスクを使いましょう。また、寝る前には好きな音楽を聴いてリラックスするなど、努めて副交感神経を活発化させるようにしておき、アルファ波を増やしたほうが眠りやすくなります。

コーヒーを飲むと眠れなくなるのもメラトニンの影響と考えられています。前にも書きましたが私は生活習慣を改め、十数年前から「夕方6時以降はコーヒーを飲まな

昼は交感神経、夜は副交感神経を活発化させよう

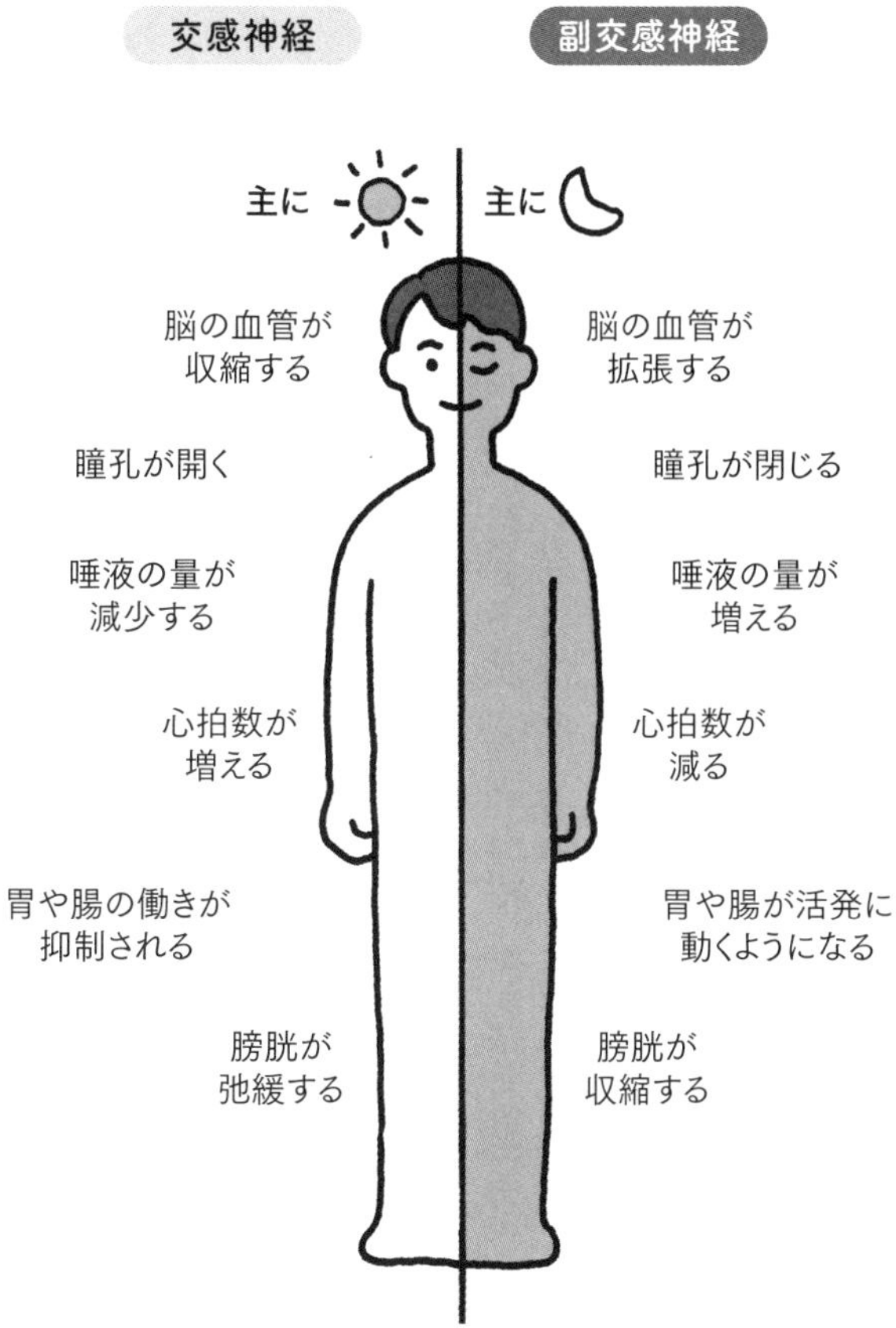

い」ようにしました。

「寝る前に布団《ふとん》の中でスマートフォン（スマホ）を見る」というのは、今やどこのご家庭でも見られる光景ですが、これは最悪です。

なぜなら、自らメラトニンの分泌を止めることになるからです。

スマホは明るくて白っぽい画面です。白色を出すためには青色LEDが使われているため、とくに光のエネルギーが強いのです。そんなスマホの光が目に入ってくると、メラトニンの分泌を止める作用も強くなります。

また、子どもの勉強部屋には明るい白色光が使われることが多いと思います。けれども、質のよい眠りのためには、白色光を赤色光に変えられるような「調光できるタイプの照明」にしたほうがよいでしょう。


なお、メラトニンの分泌とは異なりますが、朝食を「きちんと」食べて血糖値を上げる方法でも、体内時計はリセットされます。その際、「血糖スパイクの予防には、朝食から牛丼などタンパク質をがっちりと食べるとよい」という結果も出ています。

私は朝食に月2回、「朝牛《あさぎゅう》」と決めています。

Column 10

「ふて寝」でアンチエイジング

私のアンチエイジング法の一つは、「やる気」いっぱいの気持ちを持ち続けることです。しかし、そんな「やる気」をそぐ抵抗勢力があります。それが精神的なストレスです。ストレスが過剰になると、やる気がそがれます。

そんなときのストレス解消法は、運動でもなく、コーヒーを飲むことでもなく、いい音楽を聴くことでもありません。ただただ、休息をとる。とくに睡眠です。

嫌なことがあったら「ふて寝」しましょう。

忙しいと、どうしても仕事で夜ふかしをしがちです。しかし、疲れたらもう何も考えず、いったん寝るのです。今日はもう頑張ったんだから、あとのことは明日やろう。明日は明日の風が吹く……。「ここで眠ったら、逆にいいアイデアが浮かぶかもしれない」と、ポジティブに考えて。こうして「ふて寝」をして元気を取り戻します。私にとって「ふて寝」は最強のアンチエイジングなのです。

Anti-Aging 6

良質な睡眠は「糖化ストレス」も軽減させる

若い人でも睡眠不足はリスクが大きい

3章でも述べましたが、糖化ストレスは喫煙、飲酒、睡眠不足という生活習慣の低下によって強まります。

つまり、「タバコを吸わない。お酒を飲まない。睡眠時間はたっぷり」という生活を送っている人とそうでない人の違いは明らかです。

喫煙、飲酒、睡眠不足の人はそれぞれにリスクがありますが、なかでも、**睡眠時間が短い場合、糖化ストレスの悪影響は絶大**です。20代の頃から強者と弱者が存在するようになります。睡眠時間が、7時間半（5サイクル睡眠）と6時間未満（4サイクル未満）とではっきり分かれてしまいます。

メラトニンは「血糖スパイク」も防ぐ

もう一つ、睡眠とメラトニンとの関係も見ておきましょう。

25歳の男性で実験をしたケースのデータを紹介します。ふだんは睡眠不足ぎみの人ですが、11時間の睡眠をとってもらうことにしました。

そして翌日、朝食後の血糖（単位はmg／dL）を測ると、血糖スパイクのピークは140以下でした。睡眠を十分にとればメラトニンが多く分泌され、血糖スパイクも抑制できるということです。**逆に睡眠時間が3時間を切ると、血糖スパイクのピークは180くらいまで跳ね上がってしまいました。**睡眠不足の場合、食事をとると血糖値が急激に上がり、血糖スパイクを起こしやすいこともわかります。

なお、血糖スパイクの定義は決まっていません。140がボーダーラインという人もいれば、160だという人もいますが、私自身は厳しめの140くらいでいいのではないかと考えています。

よく眠ることは「認知症予防」にもなる！

また、昔から**メラトニンは「抗酸化作用がある」**といわれてきました。糖化反応には一部、酸化反応もあるので、それは抗酸化作用で緩和されます。

そこでメラトニンの糖化ストレスへの影響を実験的に見ると、**糖化ストレスを1～2割減らすことがわかりました。**AGEsへの影響も調べると、AGEsの生成の抑制は認められませんでしたが、分解を促進することがわかりました。

つまり、**睡眠中にメラトニンが分泌されてAGEsを分解することによって、糖化や酸化から脳を守ってくれている、**ということです。

ですから、いい睡眠をとって自分自身のメラトニンを出すことが非常に重要です。

認知症予防にもメラトニンを出すことは重要です。3章でも述べましたが、認知症ではβアミロイドという物質が脳にたまっています。70～80歳になるとβアミロイドがたまっている人は多く見られますが、もちろん、それだけで認知症を発症するわけではありません。しかし、糖尿病などでβアミロイドが糖化すると毒性が増します。

糖化したβアミロイドは難分解性でたまりやすく、凝集しやすいのです。そして、メラトニンはβアミロイドタンパクの凝集を抑制したり、分解を促進したりすることに関与しているのではないかと考えられています。

専門的なことをいろいろと述べましたが、**「眠ることでメラトニンの分泌を促すことはアンチエイジングに直結している」**ということは、ぜひ覚えておいてください。

「音」の睡眠環境効果

睡眠環境についていえば「音の環境」も大事です。

たとえば、防音室のような完全に音がシャットアウトされた部屋で眠ると、「さぞかし深く眠れるだろう」と思うかもしれませんが、実際にはなかなか眠れません。自分の心臓のドキドキする鼓動音しか聞こえない状況が、むしろ逆効果になるのです。だからといって騒音が大きすぎるのも、うるさくて眠れません。

眠るための環境としては、小鳥のさえずり、川のせせらぎ、サワサワと風に木の葉が揺れる音など、脳のアルファ波を刺激するような適度な音がおすすめです。

Anti-Aging 7

眠りの質を低下させる「睡眠時無呼吸症候群」

無意識に「口呼吸」になっていませんか

睡眠時に**「睡眠時無呼吸」**という症状が現われる人がいます。

睡眠時無呼吸になると睡眠の質が低下するだけでなく、それにより成長ホルモンが出なくなり、糖代謝も悪くなります。

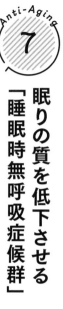

すると、昼間でも眠くなり、さらに血糖値が上がります。眠っている時間は長くても、睡眠の質がよくないから昼間も眠くなるのです。

中高年にとって、もっとも危険なのがこの睡眠時無呼吸症候群です。

睡眠時無呼吸症候群は女性より男性のほうが多く、太りぎみで二重あごであるとか、表情筋や咬筋《こうきん》といった噛む筋肉が衰えてくると、のどの気道が狭《せま》くなっていびきをかくようになります。それが無呼吸につながっていきます。

睡眠時無呼吸の予防には表情筋や咬筋のトレーニングが有効です。

表情筋を鍛えるには、パタカラ、フェイシャルフィットネスPAOといった補助器具も売られています。

咬筋を鍛えるコツは、よく噛んで食べることです。白米を少しずつ玄米に替えたりして、よく噛む習慣をつくるといいでしょう。

またそれに加えて、ふだんから以下のトレーニングをするのも効果的です。

眠っている最中に口呼吸になると、舌がのどに落ちてしまい、気道を狭《せば》めてしまいます。すると十分に酸素を取り込めず、睡眠時無呼吸になるリスクが高くなります。

これらのトレーニングで、睡眠時に鼻呼吸になる習慣をつけましょう。

・「唇閉じトレーニング」

まず上と下の唇を力強く合わせます。しかし上下の歯は1ミリほど離します。歯を食いしばると歯に負担がかかって削れたりするので、歯を食いしばるのはよくありません。これを20～30秒、一日4回行ないます。

・「舌出しトレーニング」

舌を正面にできるだけ突出させます。あごの輪郭がシャープになるまで突きだすのがコツです。そのまま5秒間保持します。この運動を4回くり返し、一日4回行ないます。

・「横隔膜トレーニング」

椅子に座り、軽く後ろで手を組みます。首を反らせて2秒かけて鼻から息を吸います。次に首を軽く前に倒し、2秒かけて鼻から息をはきます。これを1セットとして、5セット行ないます。

これらの運動は表情筋のトレーニングにもなります。

睡眠の質を上げる基本は鼻呼吸ですから、口呼吸にならないよう工夫してください。

私は眠るとき、マスクをしたり、市販の口閉じテープ（口にテープを貼って固定し、就寝中に口が開かないようにするもの）を使ったりして、口呼吸になるのを防いでいます。

Column 11

睡眠負債がたまっている人は昼寝をしよう

健康を維持するには「最善策」だけでなく「次善策」を意識することも大切です。睡眠も同じで、最善策は「朝スパッと起き、メラトニンの分泌をピタッと止める。昼寝はしない」こと。それが睡眠の基本であり王道です。

しかし、現実はそのとおりにはいかないこともあります。毎日の帰宅が遅くなったりして、睡眠不足が続くと、その積み重ねが心身に悪影響を及ぼす恐れがあります。それが睡眠不足が借金のようにたまっていく「睡眠負債」です。

睡眠負債の解消は難しく、睡眠の基本・王道をすすめてみても、それで解決できるものではありません。

そこで、睡眠負債がたまっている人には、昼寝をして少しでも疲れをとることをおすすめします。

仮に、徹夜が続くような生活の場合、過労やストレスからくも膜下出血などになる危険性があります。そういう極限状態から脱するには、昼寝でもチョイ寝でもいいですから、昼寝をして少しでも体を休めることが一番です。

くり返し申し上げますが、最善策ができなければ、それにこだわらず、二番目にできること、三番目にできることを試みてください。

自分の生活の中で「できること」を試みるのです。その一方で、睡眠負債をなくしていくことを決して諦めない！　それがアンチエイジングにおいても大事なことなのです。

8章

一日5分からの超簡単！「若返りエクササイズ」

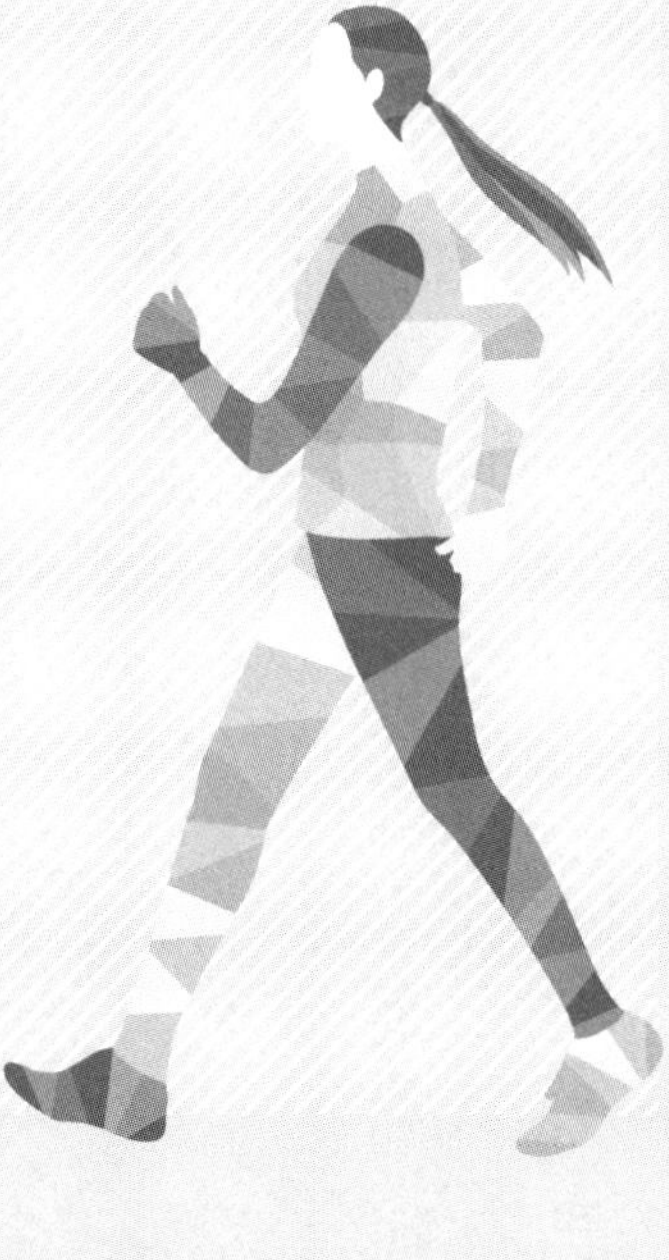

Anti-Aging 1

短時間、ちょっと体を動かすだけでいい

成長ホルモンの分泌を促すという意味で、アンチエイジングに効果的なエクササイズとしては**「筋トレ」「有酸素運動」「ストレッチ」**の三つがあります。

65歳からは、三か月ごとに1%ずつ筋肉量が減る

「マッチョになるための筋トレは不要」と述べた私が、「筋トレは必要」というと矛盾を感じたかもしれませんね。ただ、体は使わない部分から衰えます。使わない筋肉があると、体は「ここは不要なんだな」と勝手に認識し、ほかの組織器官以上に衰えやすくなります。

以前は、**「30歳を過ぎると年1％ずつ筋肉量が衰える」**とされていましたが、最近

の研究によれば、**「65歳を過ぎると三～四か月ごとに筋肉量が1％下がる」**ことがわかってきました。60歳を過ぎると筋肉の減り方がとくに著しいのです。

食事で摂った糖やグルコースの7割は骨格筋で消費されます。ところが、加齢に伴って骨格筋が減ってくると当然、糖やグルコースが余ります。余った分は脂肪に向かうので、太りやすくなり、肥満になりやすくなります。

また、筋肉量が減ると糖化ストレスが強くなるのも問題です。

本来、糖やグルコースのエネルギーの大半は筋肉にいくはずなのに、筋肉量が減ることで、余ったグルコースが有害物質のアルデヒドに変わり、糖化ストレスが強くなる、というわけです。

簡単で効果バツグンのスクワット

いかにして筋肉量を減らさないようにするか。その意味で「筋トレ」は非常に重要な対処法です。筋肉があったほうが太りにくい体になりますし、血糖管理もラクになります。生活の質、いわゆるＱＯＬ（Quality Of Life）が上がります。

筋肉の中でも、加齢によって腹筋・背筋が衰えてくるとともに大腿四頭筋（太ももの筋肉）の衰えが著しくなります。

太ももの筋肉を鍛えるにはスクワットが効果的です。膝から下ろしていくフルスクワットがきつい場合は、椅子に座った半分のスクワットでもかまいません。名づけて**「座ってスクワット」**です。

フルスクワットなら一日30回、週4回ほどやるのが効果的です。「座ってスクワット」なら図の①～③の手順で座り、逆の流れで立つまでを1セットとして、一日に3～5回やってください。

ただし、**毎日欠かさずやる必要はありませんし、きつければ回数を少し減らしてください。**

スクワットは膝や足首に負担がかかりますから、足首や膝が悪い人の場合は水中ウォーキング、水中スクワットといった方法もあります。自分の体調・体力に合わせてやってみてください。

運動が苦手な人にもおすすめ！「座ってスクワット」

1

椅子から
20cm離れて
立つ

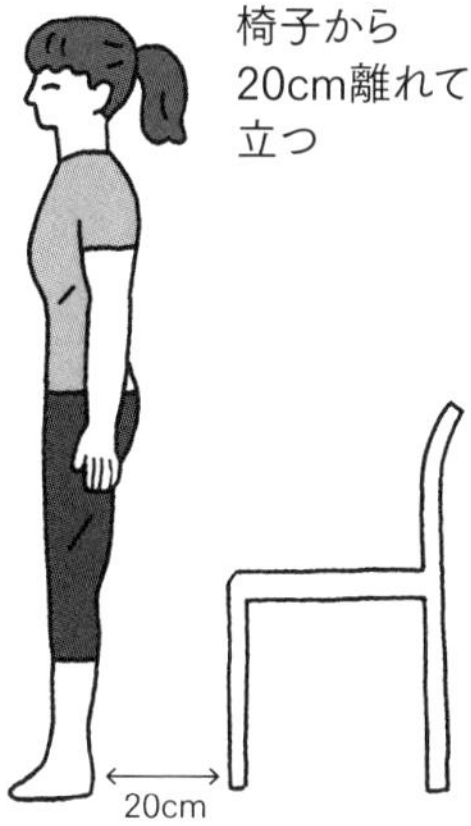

2

そのまま椅子に座らず、背筋を
伸ばし、お尻を突き出しながら
下げる。最後に椅子につかまる

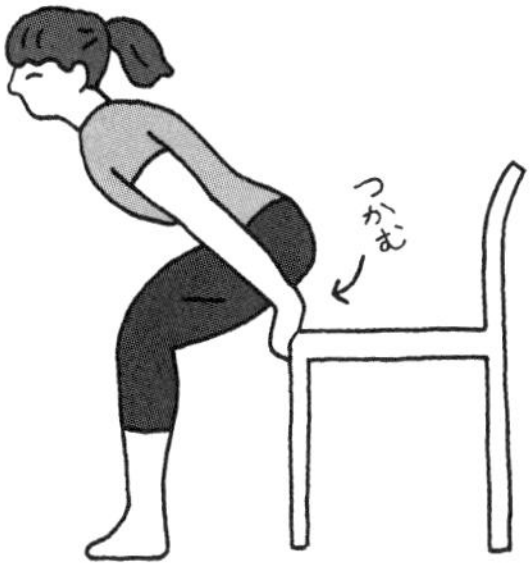

3

体重を両手で
支えて椅子に
腰を下ろす。

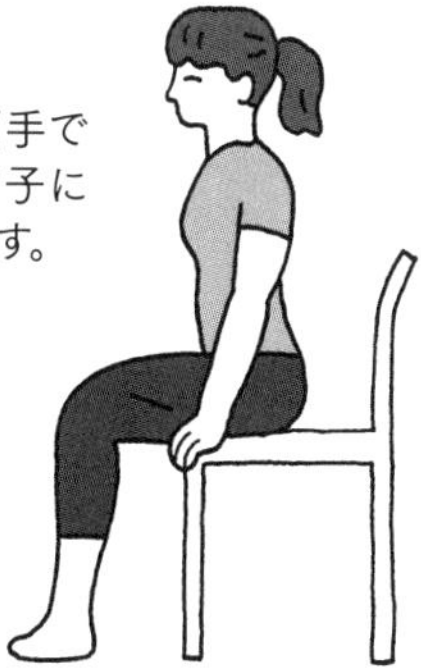

**立ち上がるときは
この逆で。**

**この「座る」「立つ」を
3～5セット行なう。**

Anti-Aging 2

鍛えたほうがいい筋肉は男女で違う

男性は「腹筋・背筋」強化を

「使わない筋肉は衰える」といいましたが、**男性と女性では「筋肉の衰え方」が違います。**

筋肉量を部位ごとに測ると、男性の場合、もっとも顕著に衰えるのは膝と股《また》の間の大腿四頭筋（太ももの筋肉）です。上腕や前腕はそれほど変わりません。

体幹も大きく衰えます。体幹とは腹筋と背筋です。加齢によって筋肉量は落ちますが、データを見ると90代の後半から100歳になるとちょっと上がっています。

つまり、**長寿の人は腹筋と背筋が衰えていない**ということです。

ちなみに腹筋と背筋が衰えてしまうと、男女ともに寝たきりのリスクが増しますが、寝たきりのストレスに対しては、女性より男性のほうが弱いことが知られています。

女性は寝たきりになっても楽しく誰かとおしゃべりができて、寝たきりのストレスをうまく発散できるためか、そこから7〜10年ほど頑張れたりします。

一方、男性が寝たきりになると、生きる意欲や食欲がなくなり、体力が落ちてやがて亡くなるのです。つまり、**腹筋と背筋を鍛えること＝男性のサバイバル効果を大きくするポイント**といえます。

女性は「ふくらはぎ」を鍛えよう

女性も男性と同様に大腿四頭筋や腹筋・背筋の筋肉が衰えるのですが、仮に腹筋・背筋を鍛えても、男性ほどのサバイバル効果は見られません。

女性の場合、どこの筋肉にサバイバル効果があるのかというと、下《か》腿《たい》三《さん》頭《とう》筋《きん》（ふくらはぎ）です。**女性が健康長寿でいるためには「ふくらはぎ」を鍛える**ことです。

女性がふくらはぎを鍛えることで若さを保てることは、アメリカやヨーロッパの研究でも証明されています。女性には「ハイヒールを履《は》きましょう」と提案したいところです。ハイヒールを履くのはふくらはぎの筋肉を使うことにもつながるからです（ただし、無理に長時間履き続けると膝や足首の負担になったり、腰痛の原因になったりするので注意が必要です）。

60歳になっても70歳になっても、**ハイヒールを履いている女性は背筋がピンと伸びていて若く見えます**し、実際に元気な人が少なくありません。

靴といえば、かつてアシックスというメーカーから、「健康にいい女性用の靴が開発できないか」と相談を受けたことがあり、思いついたのが「砂浜ウォーキング」の再現です。

砂浜を歩くと足が砂に沈み込むので、気持ちよく感じる反面、疲れます。このイメージをもとに、「足を包み込むようにして固定しながら、踏み込むとクッションに足が沈み込んで気持ちよく、靴擦《ず》れも減るインソール（中敷き）」が誕生しました。

実際に、このインソールを使った靴でスポーツジムのランニングマシーンで30分歩いてもらったところ、筋肉全体の活動量が大きくなることがわかりました。

このインソールを使うと筋肉の活動量が多いので疲れます。しかし、靴擦れなどによる不快な疲れではなく、運動をしたあとの「心地よい疲れ」です。これがふくらはぎにいいのです。

この実験では**「女性が30分歩くこと」**もポイントです。実験前、あるスポーツの専門家から、「30分では成長ホルモンは出ないだろう」と疑問視されました。ただ、私はこれまでの研究から、成長ホルモンの生成上で男女では差があること、成長ホルモン分泌のしくみ等も知っていましたから、この結果は想定内でした。

女性の皆さん、**心地よく歩ける靴で30分ウォーキング**にぜひ挑戦してください。

腕の衰えに効果的なエクササイズ

腕立て伏せや懸垂は、男女に関係なく、腕の筋肉の衰えに効果的です。ただ、これもフルの腕立て伏せや懸垂では、とくに中年以降の人には負担が大きくなりすぎます。そこで、「斜め腕立て伏せ」「斜め懸垂」をするのが負担も軽くて効果的です。

学生時代には懸垂を10回できた人も、高齢になれば1回もできないのがふつうです。

適度な負荷でOK！「斜め腕立て伏せ」&「斜め懸垂」

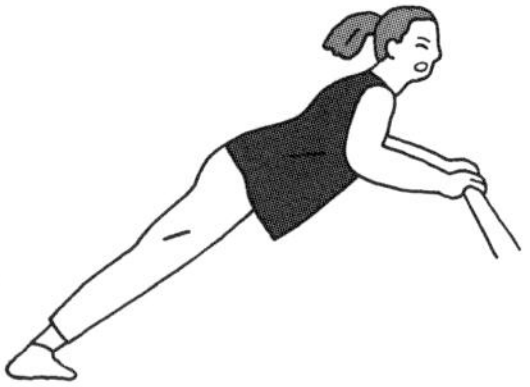

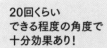

子ども用の
低い鉄棒を見つけて
やってみよう！

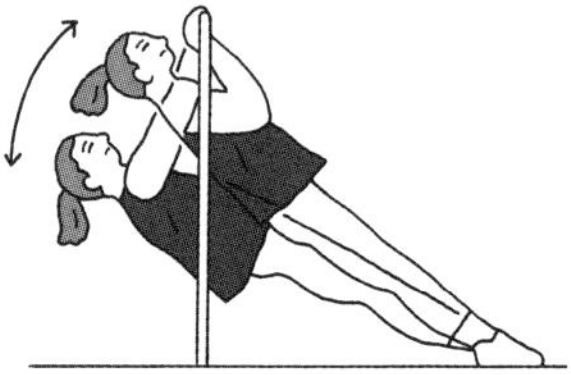

20回くらい
できる程度の角度で
十分効果あり！

そこで、子ども用の低い鉄棒を使い、体を斜めにして20回ほど懸垂をしてみます。無理なく**20回くらいできる程度の角度で十分**です。

筋肉を鍛えるには負荷をかければいいと単純に考える人がいます。

よくジムで重いバーベルを力《りき》みながら上げている人がいます。しかし、前のほうでも書いたように、筋肉はつくかもしれませんが、動脈硬化が起こりやすく、短命につながる行為です。

とくに高齢者や運動不足の人が筋トレをするのであれば、負荷が軽く感じられるかもしれませんが、「斜め懸垂20回くらいがなんとかできる程度」がおすすめです。

Anti-Aging 3

ウォーキングは「15分」で効果あり！

肥満、便秘、高血圧も、みるみる解消！

メタボ（メタボリックシンドローム：代謝異常症候群）の防止には、散歩、ジョギング、自転車、水泳など、軽い運動を継続して行なうと効果があることが知られています。いわゆる**「有酸素運動」**です。

しかし、運動習慣のない人が、いきなり有酸素運動を長時間始めても長続きはしません。その場合、いつもより15分ほど多めに歩くくらいの無理のないレベルで十分です。コレステロールと血圧が下がるなどの〝メタボ要素〟が減る方向にいきます。

ウォーキングを始めて一か月もすれば効果が表われてきます。メタボ体型の人であ

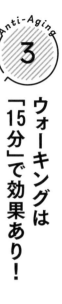

れば、体重が1～2kg減ってきます。

また、食欲のない人は消化機能がよくなって食欲が出てきますし、便秘ぎみの人はお通じがよくなります。

体重が減る要因は、体の水分の変化が影響しています。たとえば、睡眠中はトイレに行かなくてもいいように、水分は体内に分散されています。朝起きると顔がむくんでいるのはこのためです。顔だけでなく、じつは体全体がむくんでいます。起きると血流が増え、午前中に何度もトイレに行くようになることで体中のむくみが徐々にとれます。夜になると再び乾いてきて、睡眠中は体重も減ります。

体脂肪も朝と昼間と寝る前では違うのですが、これは脂肪が減るというより水分が反映していて、全体として脂肪とされているところが2～4％下がっています。

また、**ウォーキングには血圧を適正にする効果**もあります。上の血圧が125～139、下の血圧が80～90だったのが、一か月後、上110～120、下50～70に改善されたり、逆に低血圧の人は数値が上がったりしていきます。

血圧が気になる人は薬に頼るだけでなく、散歩の習慣を取り入れるといいでしょう。

アンチエイジングに効果のあるウォーキングのポイント

アンチエイジング効果を最大限に狙うのであれば、ただ歩くのではなく、ちょっとしたポイントがあります。

ぜひ、次のことを心がけて歩いてみましょう。

- **歩数は徐々に増やす**……最初は4000歩、半年後は6000歩など、時間をかけて少しずつ歩数を伸ばしていきましょう。
- **最大1万歩までにする**……歩きすぎは厳禁。1万歩で十分です。
- **無理をしない**……15分程度にします。その程度であれば弊害は起きません。
- **食事30分後に15分歩く**……食後高血糖や血糖スパイクの防止には、食事の30分後に15分歩くことでゆっくり胃と腸を活発化させる「食後スローウォーキング」が効果的です。

食後に頭を使うと血糖値が下がる？

また、**食後に頭脳労働をするのも有効です。**

なぜなら、食事で摂取した糖質の7割は筋肉で使われますが、残りの3割近くは脳で使われるからです。

私は学生の食後の血糖値を定期的に計測していますが、「いつもなら上がるのに今日は上がらない」というケースを見かけます。そういう学生はたいてい食後に一生懸命レポートを書くなどしています。食後に勉強したので血糖値が上がりにくくなっているのです。

高血糖を防ぐためにしてはいけないのが、食後の睡眠です。睡眠負債を抱えている場合を除いて、ウォーキングができない状況であれば昼寝は避け、仕事や勉強をして頭を使いましょう。

「ウォーキング＋手作業」で認知症を防ぐ

「歩けばほかに何もしなくてよいのか」というと、そうではありません。**「使わない部分は衰える」のは筋肉だけではありません。神経も使わないと衰えます。**

ふだん頭脳労働をあまりしていないのであれば、本を読んだり、日記を書き始めて字を書くようにしたり、折り紙や編み物を楽しんだりと、手作業をするように心がけましょう。**手作業は認知症予防にもつながる**からです。

ウォーキングは全身運動ですから頭も使っていますが、大脳を使う領域で考えると、ウォーキングで使われる脳の部分と同じくらい、手を使うときの領域も大きいのです。

そう考えると、「ウォーキングで全身を使う運動＋細かい手作業」の組み合わせが、効率よく体と脳を使うことになります。

Anti-Aging 4

毎日少しずつ「ただ体を動かすだけ」でもいい

老化予防とストレス対策になるストレッチ

ストレッチには二つの効用があります。一つ目は、関節を動かせるぎりぎりまで伸ばして「痛い」と感じたところで止める。こうすることで、「関節の可動域」を確保できることです。

日常生活では意識しないかぎり、関節をぎりぎりまで使うことはありません。使っていないから可動域も徐々に狭まり、最後には体が硬くなって固まってしまいます。たとえば、寝たきりになると膝を屈伸《くっしん》することもないため、膝は伸びたままになってしまうのです。

くり返しますが、**使わない部分は衰えます。可動域を広げることは老化を防ぐうえ**

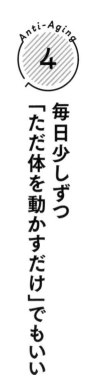

で大切なことなのです。

ただし、伸ばしすぎると体を痛める原因になります。腱《けん》、筋《すじ》をゆっくり伸ばしていき、「ちょっと痛いなあ」というところで静かに止めて戻します。「無理をするのはやめて今日はここまで、明日はもう少し伸ばせるかな？」くらいで十分です。

ストレッチのもう一つ効用は、体を伸ばすことで、簡単なストレス対策になることです。実際、ヨガや瞑想にもストレッチの要素が入っていますし、ストレッチ中は無心になることで日頃のストレスから解放される点も、心身にとってよいことです。

「わずか5分」の運動習慣があなたを変える

「ストレッチは毎日やること」——これがとても大事です。毎日、続けましょう。

ペットを飼っている人ならわかると思いますが、犬も猫も毎日ストレッチをしています。だから飼い主も負けないようにストレッチをやってください。**毎日です。5分でも10分でもいいので、今日から始めてください。**

変形性関節症という関節の病気があります。関節の老化、あるいは関節の使いすぎで発症します。毎日パソコンを打っている人は指や膝、股関節が変形性関節症になることもあります。

変形性関節症の防止や進行の抑制に一番いけないのは「安静にする」ことです。意外かもしれませんが、動かないことが一番いけないのです。

本来、痛みは一種の警告です。ですから、痛くなったら休まなければいけません。ただし、**変形性関節症についていえば例外で、動かさないでいると、そのまま固まってしまいます。**寝たきりになって「体が固まる」のと同じです。

この場合、**負荷をかけない形で少しずつ動かす**ようにします。もし、膝の関節が痛くてどうしようもない場合は、椅子に座ってぶらぶらします。何もしないより、ぶらぶらと揺さぶるだけでも違います。怠けているのが一番いけないのです。

神経も同じで、一番いけないのは安静です。安静にして何もしないとボケてしまうからです。

これなら毎日できる！　ラクラク簡単ストレッチ

背中から腰へのストレッチ

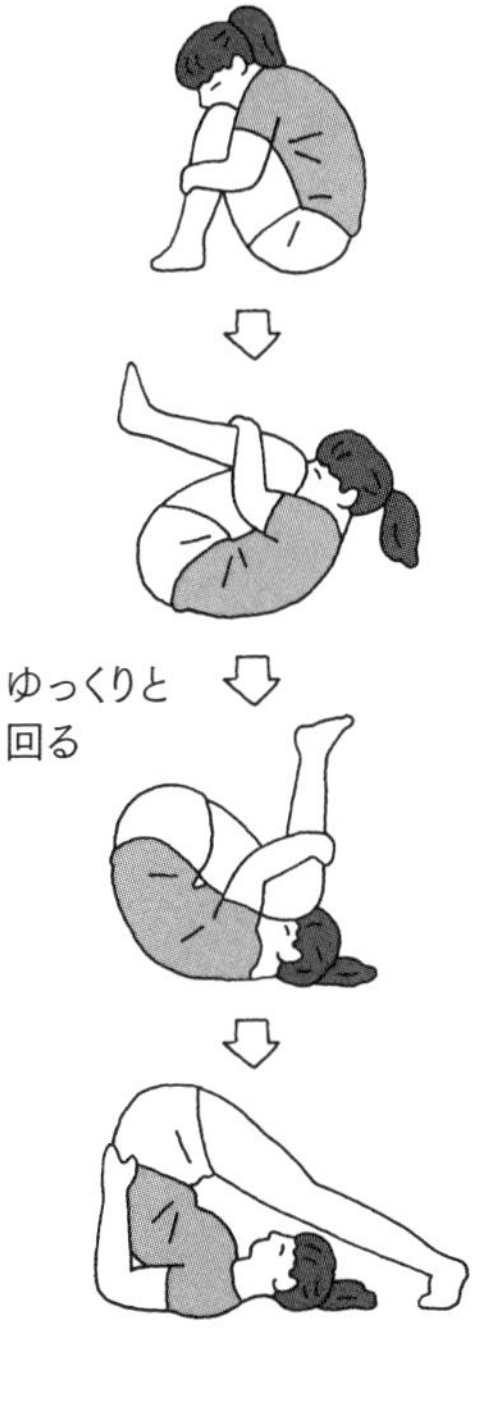

腰の側面のストレッチ

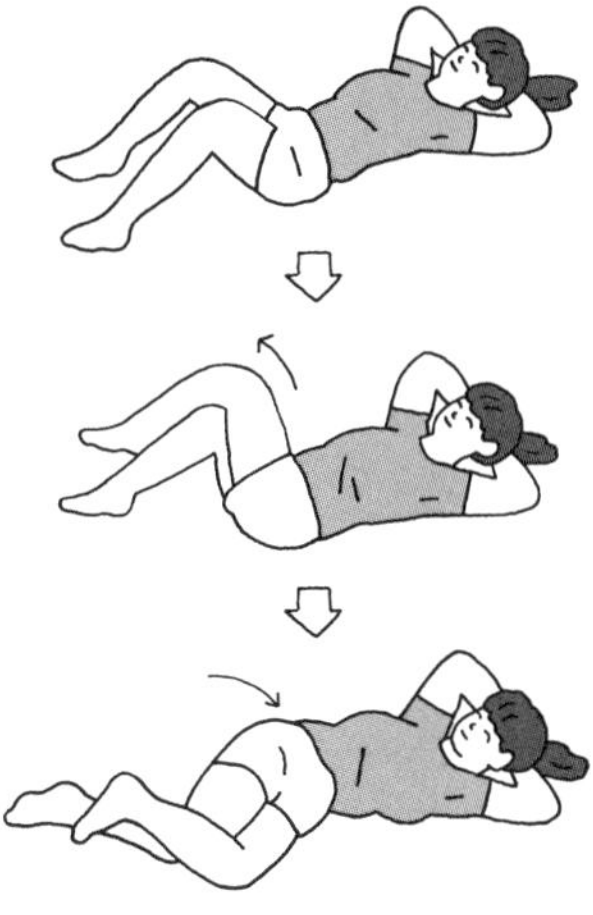

腰痛に気持ちよ～く効く！

全身のストレッチ

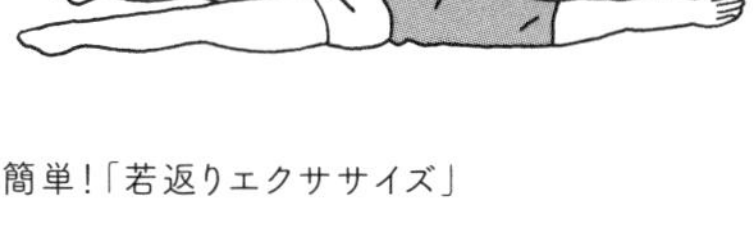

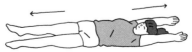

本を読む、新聞を読む、人と話をする、スーパーへ買い物に行く……。これら一つひとつが認知症の予防につながります。

たとえば、独り暮らしの75歳の人がいたとします。今まではしっかりしていたのに、風邪をこじらせて肺炎で入院すると、三日目にはもう老化が進んでいます。

入院すると、自分は何もやらなくていい。すべてのことは看護師さんがやってくれる。「ラクだな」と思って油断しているうちに、ボケてしまうのです。

人の体の機能は、使わなければ怠けるようにできているからです。

「では、いつストレッチをやったらいいのか」とよく聞かれるのですが、できるだけ長続きする時間帯、自分の習慣に落とせるような時間帯がベストです。

風呂前でも、風呂上がりでも、寝る前でも朝でもいい。あなたが無理なくできる時間帯にストレッチをやってください。

Column 12

私が「アンチエイジングは習慣」と断言する理由

私たちは京都で10年間、50人くらいの高齢者に歩数計をつけてもらい、毎月の歩数を学生が調べるプロジェクトを続けています（京都市下京区主催「有隣健法塾」）。

年に1回、この高齢者のアンチエイジング・チェックをすると、筋年齢は若い状態を保っています。

筋力は徐々に衰えるものの、同世代の平均よりも下降速度がゆっくりです。歩くことでホルモンの分泌が促されるためだと思いますが、三年間のデータで見ると、ホルモン年齢も下がっています。「ウォーキングだけで若返っている」のです。

さらに三年間歩いた人の皮膚のAGEsの数値が下がっている点も特筆できます。学生たちに励まされながら長く歩き続けていたら、糖化ストレスが改善したのです。

ふつう、万歩計を敬老の日にプレゼントされても、しばらくは歩くかもしれませんが、そのうちその万歩計もどこかにしまいこんで存在さえ忘れてしまうこともあります。道具を配っただけでは続かないのです。

でも、「今月も歩いた？」と誰かに関心を持たれると、「いいところを見せよう」とウォーキングを続けられます。学生たちの確認がマイルドなプレッシャーになって、いい効果になっているのではないかと思っています。

血流の検査費用はとても高く、アンチエイジング・ドックを50人もやろうとすると数十万円かかります。

一方、このプロジェクトは、「歩いていますか？」と学生が声をかけて歩数を確認するだけ。非常に安上がりなプロジェクトですが、「お金をかけなくても高齢者をすごく元気にしている」という自負が私にはあります。

おわりに

本書では、「アンチエイジング」をめざすための、体のさまざまなしくみ、老化対策を述べてきました。

では、最後にあなたにお聞きします。アンチエイジングをする目的って、何でしょうか？　私の答えはズバリ（あえて大きく書きます）、

「幸せな生活を送るため」です。

たしかに、健康増進や生活の質の向上は、健康寿命につながります。しかし、そのもとになるのは「日々幸せな生活を送る」ことです。ハッピーな状態では成長ホルモンの分泌が活発になるなど、体にいい影響があることがわかっています。

私たちは、受診者の方と向き合うときに問診票をつけています。「運動の習慣のあ

る人はこうなる」といった専門的データを取ると同時に、「幸せ」の影響も確認しています。問診票には、いろいろな体の症状と心の症状の質問項目があるのですが、「幸せと感じない」「幸せと感じる」という項目もあります。

すると、**幸せと感じている人のほうが成長ホルモンが出やすいことがはっきりわかります。日々、幸せを感じていると、いいことがいっぱいあります。**

ご機嫌なオランウータンは長生きする

もう一つ、最近「幸せの科学」として、幸せについてかなり研究がされ始めています。そこで、「Happy People Live Longer」、つまり「幸せな人は長寿だよ」というデータが出てきたのです。

この「Happy People Live Longer」というのは論文のタイトルです。

そこで調べられたのは、なんと、「Happy orang-utans live longer lives」、つまり、オランウータン（orang-utan）についての幸せと寿命の関係だったのです。

動物園で飼っているオランウータンを、「ご機嫌なオランウータン」と「怒りんぼのオランウータン」、そして「その中間」の三グループに分けると、「いつもご機嫌なオランウータン」が長生きであることがわかりました。

それは人間でも同じで、「Happy People Live Longer」というのは動物でも人間でも確かなことです。

「幸せのウイルス」を伝染させよう

さらにもう一つわかってきたことは「幸せは伝播する」ということです。**幸せは伝染するのです。**

お互いに「幸せ」を伝染し合い、どんどん広がるような社会をつくる。そのために大切なことは、「まず自分が幸せになること」です。本書を読んでアンチエイジングを実践し、元気になり、そして幸せになってください。

次に、自分の幸せをまわりの人に伝染し、その波及効果で幸せな社会づくりをめざしましょう。

あと足りないものは？　それは「トキメキ」です。いつまでも冒険心、色めきを忘れずに！　何かを見たら感動する。そんな、みずみずしい感受性があると、成長ホルモンだけでなく、いろいろな成長因子が出てくることもわかってきました。

たとえば、幸せを感じている人は褐色脂肪細胞を増やしやすいことがわかってきました。白色脂肪細胞は脂肪をためるだけですが、褐色脂肪細胞はエネルギーをつくって体温を上げてくれます。

褐色脂肪細胞が増えれば、若い人のように基礎代謝が落ちにくくなり、メタボ体型にもなりにくく、結果としてアンチエイジングに結びつきます。その意味でも、アンチエイジングの最終目的は、「幸せな生活を送る」ことなのです。

何はともあれ、あなた自身が「ハッピーになること」をめざしましょう。

同志社大学生命医科学部
アンチエイジングリサーチセンター／糖化ストレス研究センター教授
米井嘉一

本書は、日本実業出版社から刊行された『最新医学が教える最強のアンチエイジング』を、文庫収録にあたり加筆・改筆・再編集のうえ、改題したものです。